DEINE GEFÜHLE

WIEGEN MEHR ALS DU DENKST

IMPRESSUM

Satz und Layout: BUCHFLINK Rüdiger Wagner, Nördlingen
Covergestaltung: Sophie Weiss, Weiss Werkstatt
Produktmanagement: Stiebner Verlag, Grünwald
Gedruckt bei Balto, Litauen

Bibliografische Information der Deutschen Nationalbibliothek:
Die Deutsche Nationalbibliothek verzeichnet diese Publikation in der Deutschen Nationalbibliografie; detaillierte bibliografische Daten sind im Internet über http://dnb.dnb.de abrufbar.

3., durchgesehene Auflage 2024

Wir produzieren unsere Bücher mit großer Sorgfalt und Genauigkeit. Trotzdem lässt es sich nicht ausschließen, dass uns in Einzelfällen Fehler passieren. Auf unserer Webseite finden Sie bei dem jeweiligen Titel eventuelle Hinweise und Korrekturen. Sollten Sie in diesem Buch einen Fehler finden, so bitten wir um einen Hinweis an verlag@stiebner.com. Für solche Hinweise sind wir sehr dankbar, denn sie helfen uns, besser zu werden.

ISBN 978-3-7679-1293-9

www.stiebner.com

JULIA SAHM

DEINE GEFÜHLE

WIEGEN MEHR ALS DU DENKST

Befreie dich vom emotionalen Essen und lebe mit Leichtigkeit

Von der Erfolgsautorin von LIFESTYLE SCHLANK

COPRESS

Inhalt

Teil 2:
Erkennen – Wer du bist ... 149

Teil 3:
Trainieren – Wer du sein möchtest ... 181

Audiomentalübungen

Ich habe alle Audiomentalübungen aus diesem Buch für dich zum Anhören eingesprochen. Du findest sie als Gratis-MP3-Download auf meiner Website: https://shinecoaching.de/buecher/deine-gefuehle-wiegen-mehr-als-du-denkst/audiouebungen/
Nutze für den Download bitte das Passwort LSSAÜ2.
Zusätzlich findest du auf der Seite auch die Übungsblätter aus Teil 2 zum Download, sollte dir der dafür vorgesehene Platz zum Ausfüllen in diesem Buch nicht ausreichen.

Über dieses Buch

Auf der Suche nach Möglichkeiten, dieses Buch zu verlegen, führte ich einige Gespräche mit unterschiedlichen Verlagen. Dabei ist der Vorgang üblicherweise so, dass der Autor / die Autorin dem Verlag ein Exposé zukommen lässt. Das heißt, der Verlag erhält nicht gleich ein fertiges Manuskript, sondern eine kurze Vorstellung der Idee. Glaubt der Verlag an die Idee, kommt es in den meisten Fällen schon vor der Fertigstellung des eigentlichen Manuskriptes zu einem Buchvertrag. Auf diese Art und Weise sparen sich die Verlage das Lesen langer Manuskripte, von deren Grundidee sie am Ende womöglich nicht überzeugt sind. Gleichzeitig spart der Autor sich die Zeit, ein Buch zu schreiben, das niemand verlegen möchte.
Auf die Einsendung meines Exposés meldete sich ein bekannter deutscher Verlag und lud mich zu einem vierköpfigen Meeting ein. Die Redakteure waren begeistert von der Idee für dieses Buch und lobten mich für das großartige Exposé. Ein Bedenken hatte das Team jedoch: Sie hätten schon oft sehr vielversprechende Exposés erhalten und hätten gerade bei Bloggern leider häufig die Erfahrung gemacht, dass das fertige Manuskript am Ende zu oberflächlich ausfiele und es an Tiefgang fehlte. Da mein Manuskript unüblicherweise schon fertig auf meiner Festplatte schlummerte und ich mir zu 100 % sicher war, dass es meinem Manuskript nicht an Tiefgang fehlte, bot ich großzügig und voller Selbstvertrauen an, dass der Verlag mein fertiges Manuskript lesen durfte. Ich dachte, wenn ihnen das Exposé so gut gefällt und ihre einzige Sorge ist, dass das Manuskript zu oberflächlich sei, dann hätte ich den Deal sowieso schon in der Tasche. Denn wenn ich eins wusste, dann dass mein Buch kein nichtssagendes, halbherziges oder banales Projekt war.
Selbstbewusst schickte ich also dem Verlag mein fertiges Manuskript zu. Nach einigen Tagen erhielt ich eine Antwort, die mich dann doch etwas überraschte:

Sehr geehrte Frau Sahm,
wir möchten uns noch einmal bei Ihnen für das offene Gespräch und die Möglichkeit bedanken, Ihr Manuskript bereits in diesem frühen Zustand lesen zu dürfen.
Durch das Lesen haben wir jetzt ein genaueres Bild davon, worum es in ihrem Buch geht. Das Thema wird ja erheblich tiefgründiger und psychologischer behandelt als wir nach dem Lesen des Exposés angenommen hatten. Das Abnehmvorhaben und der dahinterliegende Abnehmwunsch sind offenbar lediglich ein Symptom von viel komplexeren Ursachen.
Als Ratgeberverlag sind wir vor allem auf Praxistipps und schnelle Umsetzung ausgerichtet und da ist Ihr Ansatz und Coaching-Konzept fast schon zu anspruchsvoll und psychologisch für uns. Aus diesem Grund passt es leider nicht in unser Programm.
Wir hoffen, dass Sie schnell ein Verlag mit passendem Profil finden.
Alles Gute

Nach ihren anfänglichen Bedenken, das Manuskript könnte zu oberflächlich sein, war ihre Antwort nun, mein Manuskript sei zu anspruchsvoll? Sie setzten als Verlag auf schnelle Praxistipps und schnelle Umsetzung?
Nach dem Lesen der Mail konnte ich mir ein Kopfschütteln nicht verkneifen. So überrascht wie ich einerseits über die widersprüchliche Rückmeldung des Verlags war, konnte sie mich dennoch nicht wirklich schockieren. Denn genau aus diesem Paradoxon ist einst die Idee für mein Coachingkonzept überhaupt erst entstanden. Die Diätindustrie ist ein Milliardengeschäft und jeder setzt auf schnelle Praxistipps und schnelle Umsetzung – und seht, wo es uns hingeführt hat! Noch nie gab es ein solches Überangebot an Fitness- und Ernährungstipps wie in der heutigen Zeit, und dennoch gab es noch nie so viele Menschen mit Übergewicht wie heute.
Wenn diese schnellen Praxistipps funktionieren würden, würden dann täglich neue Konzepte auf dem Markt erscheinen, die die alten allesversprechenden Konzepte ersetzen? Wenn schnelle Praxistipps und schnelle Umsetzung zum Erfolg führen würden, wären wir dann nicht alle schon mehr als erfolgreich? Studien belegen jedoch das Gegenteil: 95 % aller Diäten scheitern! Warum? Weil sie sich immer nur auf das Verhalten

beziehen und nichts an deinen Gefühlen und deiner Einstellung gegenüber dem Essen ändern. Solange du das Gefühl hast, Essen zu brauchen, um deinen Stress abzubauen, dich zu trösten, eine Leere zu füllen oder das Leben zu genießen, so lange wird es immer Disziplin benötigen, auf Essen zu verzichten, schließlich verwehrst du dir etwas, von dem du innerlich überzeugt bist, es zu brauchen. Natürlich kannst du kurzzeitig mit eiserner Willenskraft ein paar Kilos abnehmen, wenn sich jedoch gleichzeitig nichts an deinen Gefühlen gegenüber dem Essen ändert, wird sich dieser Prozess immer wie ein harter Kampf anfühlen. Solange du das Essen brauchst, um einen bestimmten Gefühlszustand zu erreichen, solange wird dein Bedürfnis zu essen immer stärker sein als deine Willenskraft und Disziplin.

» *Denn deine Gefühle wiegen mehr als du denkst!* «

Im Kampf zwischen deinen Gefühlen und deiner Disziplin werden deine Gefühle immer gewinnen! Das Gefühl, das Essen für irgendetwas anderes zu brauchen, als den Körper zu nähren, ist ein Trugschluss. Überleg es dir einmal auf der logischen Ebene. Warum sollte deine Seele Essen brauchen? Was ändert Essen am Ursprung der unangenehmen Gefühle wie Stress, Leere, Einsamkeit oder Traurigkeit? Was braucht deine Seele wirklich, wenn du dich leer, einsam, gestresst, unzufrieden, unwohl oder traurig fühlst?

Ich gebe zu, dass die Beantwortung dieser Fragen mehr Zeit und Arbeit beansprucht, als kurz ein Stück Schokolade zu essen. Aber die Kraft und Zeit, die du in diese Arbeit steckst, sind eine Investition, die sich am Ende doppelt und dreifach auszahlt. Jede Minute, die du also investierst, um wahren Seelenfrieden zu erreichen, wird dir länger und nachhaltiger helfen als jedes Stück Schokolade.

Solltest du also auch auf der Suche nach schnellen Praxistipps und schneller Umsetzung sein, muss ich dich an dieser Stelle leider enttäuschen. Richtig bist du hier, wenn du schon etliche schlechte Erfahrungen mit besagten Tipps und Diäten gemacht hast und zu dem Entschluss gekommen bist, dass sich hinter deinem Essverhalten mehr verstecken könnte als simple Disziplinlosigkeit. Dieses Buch ist für dich, wenn du bereits alles über gesunde Ernährung und Sport weißt, dir auch schon mehrfach bewiesen hast, dass du ein paar Kilos abnehmen kannst, es dir bisher jedoch nicht gelungen ist, dein Wunschgewicht zu erreichen oder es langfristig zu halten.

Wie bereits mein erstes Buch »Lifestyle schlank – Selbstcoaching statt Diät« setzt auch dieses Buch an der Ursache von Übergewicht an, anstatt über die neuesten Ernährungs- und Sporttrends zu informieren. Vielmehr geht es in diesem Buch darum, die psychologischen Faktoren zu ergründen, die immer wieder zu der Zahl auf der Waage führen. Mit einer Diät wird lediglich das Symptom (Übergewicht) bekämpft, jedoch nicht der Auslöser, der das Symptom verursacht.

Es liegt in unserer menschlichen Natur gern eine Abkürzung zu nehmen, leider bemerken wir dabei oft nicht, dass die vermeintliche Abkürzung in Wahrheit meistens der Weg zurück zum Ausgangspunkt ist. Um dich dabei zu unterstützen, Gefühls-, Denk und Verhaltensmuster deines gewohnten Ichs auf eine tiefgründige Art und Weise zu verändern, habe ich das Coaching-Programm »Lifestyle schlank« entwickelt. Mein Ansatz stellt nicht dein Ess- und Bewegungsverhalten in den Vordergrund, sondern alles, was dein Ess- und Bewegungsverhalten beeinflusst. Deine aktuelle Lebenssituation, deine zwischenmenschlichen Beziehungen, dein Selbstvertrauen und deine Beziehung zu dir selbst sind die Stellschrauben für nachhaltige Veränderung. Diese Faktoren werden wiederum von deinen zugrundeliegenden Gedanken und Gefühlen gesteuert. Das emotionale Essen, spiegelt lediglich wider, wie du mit deinen Gedanken und Gefühlen umgehst.

Anstatt mit einer weiteren Diät das Symptom Übergewicht zu bekämpfen, soll dieses Buch dich dabei unterstützen, der Mensch zu werden, der du sein möchtest. Ich bin unendlich dankbar, dass ich einen Verlag gefunden habe, der nicht nur auf schnelle Praxistipps setzt und es mir dadurch ermöglicht hat, dir in diesem Werk Methoden an die Hand zu geben, die dich dabei unterstützen, die destruktiven Aspekte deines gewohnten Ichs Stück für Stück loszulassen, um ein neues, schlankes, selbstbewusstes, zufriedenes und unbeschwertes Ich zu erschaffen.

Einführung – Der Weg ist das Ziel

Der Weg ist das Ziel. Wie oft haben wir alle diesen Satz schon gehört? Aber wer von uns versteht, was damit tatsächlich gemeint ist? Ich habe diesen Satz zwar jahrelang intellektuell verstanden, aber rückblickend muss ich sagen, dass ich ihn in seiner Ganzheit nie wirklich begriffen habe. Falls es dir auch so geht, kann dir dieses Buch vielleicht helfen, dies zu ändern.

Der größte Denkfehler, der mir in der Zusammenarbeit mit meinen Klienten immer wieder begegnet, ist, dass sie meinen, sobald sie ihr Wunschgewicht erreicht hätten, seien sie endlich am Ziel angekommen. Ein Ziel zu erreichen ändert dein Leben jedoch leider immer nur kurzfristig. Viel wichtiger als die Zahl auf der Waage zu verändern, ist das gewohnte Ich zu verändern, das einst zu dem Plus auf der Waage geführt hat. Denn es sind die Gedanken, Gefühle und dadurch ausgelösten Verhaltensweisen deines gewohnten Ichs, die dich zwangsläufig immer wieder an den Ausgangspunkt zurückführen. Solange wir Probleme immer nur auf der Ergebnisebene versuchen zu lösen, ist die Lösung meist nur vorübergehend. Veränderung und persönliche Weiterentwicklung ist nicht etwas, das wir einmal vollziehen, um dann ein für alle Mal damit abschließen zu können. Schon gar nicht, wenn es um die Veränderung sogenannter »Lebensthemen« geht.

Meiner Erfahrung nach hat jeder Mensch so ein Lebensthema. Ein Thema, dass uns immer und immer wieder verfolgt, bis wir irgendwann begreifen, was die eigentliche Botschaft dahinter ist. Für die einen ist es das Thema Essen, für die anderen der Konsum von Alkohol, die Nächsten werden oft ein Leben lang von Zwängen oder Ängsten verfolgt. Auch das Thema Aggression und Gewalt spielt in vielen Leben eine übergeordnete Rolle. Wieder andere führen immer wieder destruktive Beziehungen, geben zu viel Geld aus, prokrastinieren oder leiden wiederholt an Depressionen.

Oft führt der destruktive Umgang mit dem eigentlichen Lebensthema auch zu einem weiteren Lebensthema. Niemand leidet 30 Jahre an Übergewicht, macht dann eine Crash Diät, nimmt ein paar Kilos ab und muss sich anschließend nie wieder mit dem Thema auseinandersetzen. Zugegebenermaßen wäre das schön, es ist aber alles andere als realistisch. Ein Alkoholiker macht auch nicht einen körperlichen Entzug und muss danach nie wieder an sich und seiner Sucht arbeiten. Auch der kalte Entzug bei einem Drogenabhängigen ist nicht die Lösung seines Problems. Und jemand, der zu toxischen Beziehungen neigt, löst das Problem auch nicht allein durch eine Trennung. Natürlich gehört der Entzug, die Abnahme oder die Trennung zum Prozess der Veränderung dazu. Sie sind jedoch lediglich der Anfang des Weges.

Um zu verstehen, warum der Weg das Ziel ist und Diäten lediglich eine Symptombekämpfung sind, müssen wir im ersten Schritt ein Bewusstsein dafür entwickeln, warum wir uns verhalten, wie wir uns verhalten. Der erste Schritt für jede erfolgreiche Veränderung ist ein Bewusstsein für den Ursprung des Verhaltens zu entwickeln. Durch die Arbeit mit Tausenden Betroffenen durfte ich viel über die häufigsten Ursachen für emotionales Essen, Übergewicht und Rückfälle in alte Verhaltensmuster lernen. Aus diesem Grund gehe ich im ersten Teil dieses Buch auf die psychologischen Hintergründe ein, die für das destruktive Essverhalten verantwortlich sind.

Anders als häufig vermutet, liegt die Ursache meist nicht an Disziplinlosigkeit oder Willensschwäche. Wahrscheinlich hast auch du lange Zeit dein Essverhalten diesen Eigenschaften zugeschrieben, oder? Aus der Erfahrung mit vielen Betroffenen kann ich dir jedoch sagen, dass das nicht die Ursache ist. Wärst du undiszipliniert und willensschwach, würdest du wahrscheinlich nicht jeden Morgen aufstehen, wenn der Wecker klingelt, Zähne putzen, den Müll runterbringen, zur Arbeit gehen, deine Kinder für die Schule fertig machen, einkaufen, waschen etc.

Vielleicht fühlt es sich beim Essen oft so an, als wärst du undiszipliniert und willensschwach, in Wirklichkeit steckt jedoch mehr dahinter. Wenn Essen dein Lebensthema ist, dann fällt es dir zum einen so schwer, darauf zu verzichten, weil es für dich eine Zusatzfunktion übernommen hat und zum anderen, weil du dich mit deinem Essverhalten identifizierst. Mit Zusatzfunktion meine ich, dass das Essen dir nicht nur gut schmeckt, sondern dir auch hilft, zu entspannen, dich tröstet, dich ablenkt, eine Leere füllt oder dich belohnt. Es hat sich unbewusst zu einer Strategie entwickelt, mit deinen Gefühlen umzugehen. In den meisten Fällen ist dir jedoch gar nicht bewusst, dass du immer isst, wenn du traurig, gestresst oder frustriert bist. Du denkst einfach nur »Ich bin willensschwach und undiszipliniert«. Diese Gedanken bestärken dein ohnehin schon negatives Selbstbild und erhöhen den emotionalen Druck, der sich immer wieder im Essen entlädt.

Wenn Essen dein Lebensthema ist, verzichtest du bei einer Diät nicht nur auf den leckeren Geschmack des Essens, sondern vor allem auf dein Ventil. Wie soll eine Diät die Lösung deines Problems sein, wenn sie dafür sorgt, dass du dich emotional überfordert fühlst, während sie dir gleichzeitig dein Emotionsventil entzieht? Eine Diät ändert nichts an der Tatsache, dass dein gewohntes Ich nicht weiß, wie es mit seinen Gefühlen umgehen soll und das Essen nutzt, um Gefühle zu verdrängen, zu betäuben oder zu vermeiden. Wenn du also nur eine Diät machst, ohne dich sonst einmal wirklich mit dir selbst, deinen Gedanken und Gefühlen auseinanderzusetzen, dann unterdrückst du mit einer Diät einfach nur deine gewohnte Gefühlsvermeidungsstrategie. Dadurch, dass du keinen alternativen Umgang mit deinen Gefühlen erlernt hast, fühlst du dich in einer Stresssituation wie einer Diät, in der es dir nicht mal erlaubt ist, auf dein Ventil zurückzugreifen, restlos überfordert. Dadurch wird der Essendruck irgendwann so übermächtig, dass du gar nicht mehr anders kannst, als nachzugeben. Dadurch, dass du nachgibst, fühlst du dich erneut als Versager, willensschwach und undiszipliniert. Diese negativen Gefühle lösen wiederum emotionalen Hunger aus und bestärken gleichzeitig dein negatives Selbstbild.

Um aus diesem Teufelskreis auszusteigen, solltest du zum einen neue Strategien erlernen, um besser mit deinen Gefühlen umzugehen, und zum anderen solltest du dir erlauben, dein gewohntes Ich mit all seinen destruktiven Überzeugungen über sich selbst loszulassen.

Während du in meinem ersten Buch »Lifestyle schlank – Coaching statt Diät« Methoden erlernst, um neue Emotionsventile zu erarbeiten, möchte ich dich in diesem Buch dabei unterstützen, den Aspekt deines gewohnten Ichs loszulassen, der für dein Essverhalten verantwortlich ist.

Im ersten Teil »Verstehen – Wer du bist« gehe ich darauf ein, wie die eigene Persönlichkeit entsteht und welche psychologischen Aspekte deine Identität am stärksten prägen. Du erfährst, welche Gedanken-, Gefühls- und Verhaltensmuster dich zu der Person gemacht haben, die du heute bist, und warum diese Person immer wieder zum Essen greift. In diesem Teil gehen wir auch dem Zusammenhang zwischen deinen Gewohnheiten und deiner Identität auf die Schliche. Du lernst außerdem, die Botschaft hinter deinen negativen Gefühlen zu verstehen und wirst gleichzeitig dazu angeregt, regelmäßig deine emotionale Komfortzone zu verlassen. Dadurch entwickelst du immer mehr ein Bewusstsein für die Persönlichkeitsmerkmale, die dich immer wieder dazu verleiten, zum Essen zu greifen. In diesem ersten Teil lernst du also alles, was du wissen musst, um das große Ganze beziehungsweise den Kontext zu verstehen, in dem dein Essverhalten immer wieder auftaucht.

Zusätzlich zu den Ausführungen in diesem Buch werde ich dir auch immer wieder thematisch passende Podcastfolgen empfehlen. Wenn du magst, hast du so die Möglichkeit, die Inhalte über einen weiteren Sinneskanal aufzunehmen und somit noch tiefer zu verankern.

Ein Podcast ist ein Audiobeitrag, der über das Internet kostenfrei zur Verfügung steht. Meinen Podcast findest du unter dem Namen »Lifestyle schlank« auf der Webseite shinecoaching.de oder auf allen Podcast-Apps wie Spotify, Itunes oder Upspeak.

Im zweiten Teil geht es dann darum, das Gelernte bei dir selbst zu erkennen.

Teil 2 »Erkennen – Wer du bist« ist ein Workbook-Element, das Übungen zur Selbstreflektion enthält, welche dazu dienen, das theoretisch erworbene Wissen aus Teil 1 auf deine aktuelle Situation zu übertragen.

Den letzten Teil des Buches »Trainieren – Wer du sein möchtest« kannst du dir dann wie dein eigenes mentales Fitnessstudio vorstellen. Hier geht es darum, die Erkenntnisse über neue Lösungsmöglichkeiten aus Teil 2 in Form von Visualisierung, Meditation, Tagebucheinträgen und Affirmationen aktiv zu trainieren. Denn wenn du es schaffst, durch das Verstehen, Erkennen und Trainieren die Persönlichkeitsmerkmale, die für dein Essverhalten verantwortlich sind, um nur ein einziges Prozent zu verändern, hat das langfristig 100 % positivere Auswirkungen auf dein Essverhalten und auf dein Gewicht als jede zu 100 % eingehaltene Diät.

TEIL 1

Verstehen – Wer du bist

Der Zusammenhang zwischen Denken, Fühlen und Handeln

Wie Gefühle entstehen

Das Wort Emotion (E-Motion) bedeutet so viel wie Energie in Bewegung. Evolutionsbedingt hat die Natur uns nicht umsonst mit Gefühlen ausgestattet. Unsere Gefühle stehen in ständiger Wechselwirkung zu unserem Denken und Handeln und nehmen maßgeblich Einfluss auf unsere Entscheidungen. Es ist die Macht unserer Gefühle, die unser Leben steuert. Die Verbesserung deiner allgemeinen Gefühlslage kann dein Leben so stark verändern wie kaum etwas anderes. Denn das, was am Ende deines Lebens zählt, ist nicht das, was du erreicht hast, was du besessen hast oder wie du aussahst, sondern wie du dich dabei gefühlt hast. Einzig und allein deine Gefühle entscheiden darüber, ob du glücklich oder unglücklich bist, ob du dich wohl oder unwohl fühlst, ob dein Leben leicht oder schwer ist.

Jeder kennt Menschen, die objektiv betrachtet alles haben, um glücklich zu sein – Geld, Ruhm, Sicherheit, Gesundheit, ein hübsches Äußeres –, aber trotzdem todunglücklich sind. Erinnern wir uns nur an die vielen Stars, die wir um ihr ach so tolles Leben, das viele Geld und ihre Schönheit beneidet haben. Wie viele davon waren wirklich glücklich? Was ist aus Whitney Houston, Amy Winehouse, Curt Cobain und Michael Jackson geworden? Warum waren sie nicht glücklich?

Und wie schafft es eine angehende vielversprechende Profisurferin wie Bethany Hamilton, die im Alter von dreizehn Jahren bei einem Haiangriff ihren linken Arm verlor, trotzdem an die Surf-Weltspitze? Bethany stand nur vier Wochen nach der Amputation wieder auf dem Surfboard und gewann wenige Wochen später die Nationalmeisterschaften.

Oder Samuel Koch, der seit einem schweren Unfall bei der Fernsehsendung »Wetten, dass...?« vom Hals abwärts querschnittsgelähmt ist und trotzdem als Schauspieler Karriere macht, heiratet und glücklich erscheint.

Worin unterscheidet sich am Ende Glück von Unglück? Der Unterschied liegt in unseren Gedanken, denn unsere Gedanken bestimmen darüber, wie wir uns fühlen. Haben wir positive, liebevolle oder freudige Gedanken, produziert unser Körper auch die chemischen Verbindungen, die in uns positive, liebevolle oder freudige Gefühle auslösen. Dasselbe gilt für negative, ängstliche oder pessimistische Gedanken: Innerhalb von Sekunden fühlen wir uns negativ, ängstlich oder pessimistisch. Bei negativen Gedanken entstehen in unserem Körper also andere chemische Reaktionen als bei positiven Gedanken. Unsere Gefühle wirken sich wiederum auf unser Verhalten aus, welches sich dann wieder auf unsere weiteren Gedanken auswirkt. So entsteht, je nach Gedanken, entweder ein Teufelskreis oder Engelskreis.

BEISPIEL

Steffi bereitet ein leckeres Essen zu und bittet die Kinder, den Tisch zu decken. Die Kinder schauen jedoch gerade gebannt einen Trickfilm und nehmen die Bitte ihrer Mutter kaum wahr. Steffi ruft ihren Mann zur Hilfe, dieser führt gerade ein wichtiges Telefonat und hört ihren Hilferuf ebenfalls nicht. In Steffi entsteht der Gedanke »Immer muss ich alles allein machen, niemand liebt und unterstützt mich«. Dieser Gedanke sorgt auf körperlicher Ebene für die Ausschüttung von Stresshormonen. Diese bewirken wiederum, dass Steffi sich enttäuscht, traurig und auch ein bisschen wütend fühlt. Dieses Gefühl beeinflusst auf der anderen Seite nun ihr Verhalten. Plötzlich bittet Steffi die Kinder und ihren Mann nicht mehr liebevoll, den Tisch zu decken, sondern schreit sie gereizt an. Dieses Verhalten ruft wiederum bei ihrem Mann und ihren Kindern eine Reaktion hervor. Sie fühlen sich nun angegriffen und fangen ebenso gereizt an, sich zu verteidigen. Die Reaktion ihrer Liebsten löst bei Steffi anschließend den Gedanken aus »Niemand versteht mich«. Dieser Gedanke sorgt für einen weiteren Anstieg der ausgeschütteten Stresshormone und lässt sie sich noch schlechter fühlen. Und so geht es immer weiter mit dem Teufelskreis.

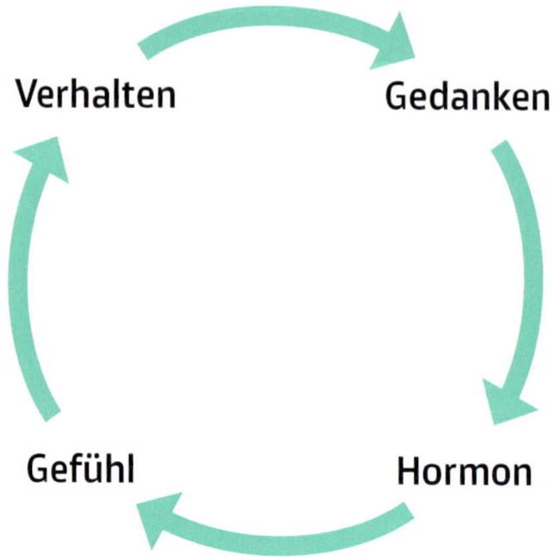

Andersherum funktioniert das Ganze zum Glück auch: Haben wir positive Gedanken, schütten wir Glückshormone wie Dopamin oder Endorphine aus, welche Glücksgefühle in uns auslösen. Die positiven Gefühle in unserem Körper beeinflussen ebenfalls unser Verhalten, welches anschließend wieder unsere Gedanken beeinflusst und zur Ausschüttung von weiteren Glückshormonen führt.

BEISPIEL

Steffis Kinder und ihr Mann machen ihr ein großes Kompliment für das leckere Essen. In Steffi entsteht der Gedanke »Meine Familie liebt und braucht mich«. Dies bewirkt die Ausschüttung von Glückshormonen. Diese wiederum bewirken das Gefühl von Zufriedenheit und Glückseligkeit. Dieses Gefühl beeinflusst wiederum Steffis Verhalten – statt gereizt zu schreien, reißt sie diesmal gut gelaunt einen Witz. Dieser bringt wiederum den Rest der Familie zum Lachen. Die ausgeglichene Stimmung lässt in Steffi weitere positive Gedanken entstehen wie zum Beispiel »Ich bin so froh, so eine tolle Familie zu haben«. Auf diese Art und Weise entsteht hier diesmal statt eines Teufelskreises ein Engelskreis.

Wie Steffi jedoch das Kompliment ihrer Familie auffasst und interpretiert, hängt wiederum stark von ihren inneren Überzeugungen ab. Ist sie tief im Inneren davon überzeugt, dass sie nicht gut genug ist und ihre

Familie sie deshalb nicht wertschätzt, wird sie auch ein Kompliment nicht als solches empfinden können. In dem Fall wird sie vermutlich denken »Das haben sie nur gesagt, um ihr schlechtes Gewissen zu beruhigen« und der Teufelskreis nimmt erneut seinen Lauf.

Wenn du mich und meine Arbeit schon länger kennst, dann hast du mich bestimmt schon einmal sagen hören: Nichts hat irgendeine Bedeutung, außer der Bedeutung, die wir den Dingen geben.

Es sind nicht die Ereignisse in unserem Leben, die darüber bestimmen, wie wir uns fühlen, sondern die Art und Weise wie wir diese bewerten. Jede Erfahrung kann auf Tausende Arten und Weisen interpretiert werden. Die Schlussfolgerungen, die wir aus unseren Erfahrungen ziehen, bestimmen darüber, wie wir uns fühlen. Welche Schlussfolgerungen wir ziehen, hängt wiederum von unseren inneren Überzeugungen und Glaubenssätzen ab, auf welche ich später noch näher eingehen werde.

Wenn Whitney Huston über sich selbst denkt, sie sei nicht gut genug, obwohl die ganze Welt ihr zujubelt, dann bestimmt dieser Gedanke darüber, wie sie sich fühlt. Dann ist es egal, wie viele Platten sie verkauft, wie viele Grammys sie gewinnt oder wie viel Geld sie auf dem Konto hat – nichts davon beeinflusst ihre Gefühle so stark wie der Gedanke, nicht gut genug zu sein. Der Gedanke und das damit verbundene Gefühl erschaffen ihre Realität. Denn die Welt ist nicht »so wie sie ist«. Die Welt ist so, wie wir denken, dass sie ist. Unsere Art zu denken, entscheidet darüber, wie wir die Welt sehen und verstehen.

Whitneys Gedanke, nicht gut genug zu sein, wirkt sich auf ihre Gefühle aus, welche sich wiederum darauf auswirken, wie sie die Ereignisse in ihrem Leben interpretiert. Wenn sie innerlich nicht davon überzeugt ist, gut genug zu sein, dann wird sie ein Lob wie »Tolle Show, Whitney!« nicht als Lob verstehen. Sie wird vielleicht denken »Das sagt der jetzt, damit ich mich besser fühle« oder »Das sagt er nur, um höflich zu sein«. Wenn sie selbst hingegen innerlich das Gefühl gehabt hätte, gut performend zu haben, dann würde sie das gleiche Lob als Bestätigung ihrer guten Leistung sehen.

Wenn jemand zu dir sagt »Du siehst toll aus!«, du dich jedoch in deinem Körper unwohl fühlst, dann wird dieses Kompliment niemals dein Herz erreichen. Das gleiche gilt, wenn du dich selbst nicht liebst und jemand zu dir sagt: »Ich liebe dich.« Solange du dich selbst nicht liebst, wirst du dich niemals geliebt fühlen. Das heißt nicht, dass dein Gegenüber dich

nicht liebt, es heißt nur, dass diese Liebe von dir nicht empfunden werden kann. Deswegen sind Menschen, die sich selbst nicht lieben, oft auch liebesbedürftiger als der Durchschnitt. Sie sind immer auf der Suche nach der Liebe und Anerkennung, die ihren inneren Mangel ausgleichen sollen. Leider kann diese innere Leere niemals von außen gefüllt werden. Egal, an welchem Punkt jemand in seinem Leben steht, wenn er innerlich einen Mangel empfindet, wird nichts im Außen die Fülle bringen. Glück und Zufriedenheit sind nichts, das von außen in unser Leben kommt, sondern durch eine Veränderung der eigenen Gedanken. Deine innere Welt erschafft deine äußere Welt. Das soll heißen, deine Gedanken erschaffen deine Realität, denn sie bestimmen darüber, wie du dich fühlst, deine Gefühle wiederum bestimmen darüber, wie du dich verhältst.
Es geht immer noch besser, noch reicher, noch erfolgreicher, noch höher, noch schöner usw. Menschen, die objektiv betrachtet schon alles erreicht haben, jedoch innerlich einen Mangel empfinden, werden sich immer mit denjenigen vergleichen, die noch erfolgreicher, noch schöner und noch bekannter sind. Durch diese Art des Vergleichs werden sie ihren inneren Mangel immer und immer wieder bestätigen.
Diejenigen, die innerlich erfüllt sind, werden sich nicht mit denjenigen vergleichen, die noch mehr haben, sondern sich immer wieder bewusst machen, welche Fülle in ihrem Leben bereits vorhanden ist. Wenn sie sich überhaupt vergleichen, dann mit denjenigen die noch nicht geschafft haben, was sie bereits erreicht haben. Statt den Blick auf den Mangel zu richten, fokussieren sie sich auf das bereits Vorhandene. Das wiederum bestärkt sie in ihrem Gefühl von Fülle. Das Gefühl von Fülle motiviert wiederum dazu, noch mehr zu erschaffen. Der Engelskreis nimmt seinen Lauf.
Auch der Erfolg beim Abnehmen steht und fällt mit deinen Gefühlen. Solange du Erfolge verbuchst, geht es dir gut und die Motivation, weiterzumachen, ist hoch. Was du hingegen als Erfolg oder Misserfolg betrachtest, hängt wieder von deinen Gedanken ab und beeinflusst damit stark deine Gefühle. Gerade beim Abnehmen ist das sogenannte Schwarz-Weiß-Denken sehr ausgeprägt. Erfolg heißt oft, dass wir uns zu 100 % an eine selbstauferlegte Regel halten, weichen wir von dieser Regel nur ein kleines bisschen ab, wird das oft schon als Misserfolg bzw. Scheitern bewertet. Das Gefühl des Scheiterns löst in uns wiederum weitere negative Gedanken aus wie zum Beispiel »Ich werde das nie schaffen« oder »Ich bin ein Versager«. Diese negativen Gedanken und die dadurch entstandenen ne-

gativen Gefühle erhöhen den Essensdruck ins Unermessliche, sodass wir am Ende fast keine Chance mehr haben, einen Essanfall zu vermeiden. So wirken sich auch in diesem Fall unsere Gedanken (»Wenn ich mich nicht 100 % an den Plan halte, habe ich versagt«) und Gefühle (»Ich bin ein hoffnungsloser Versager«) auf unser Verhalten (Essanfall) aus. Das Verhalten (Essanfall) befeuert die negativen Gedanken, die weitere negative Gefühle auslösen, die wiederum dazu führen, dass wir wegen eines einzigen schwachen Moments oft vollständig in alte Muster zurückfallen.

Wir nehmen nicht zu, weil wir uns einmal nicht an den Plan halten, sondern weil wir dieses Ereignis als Scheitern bewerten und diese Bewertung negative Gefühle in uns auslöst, welche im Anschluss darüber bestimmen, wie wir uns an den darauffolgenden Tagen verhalten. Fühlen wir uns schlecht, dann ist es oft »jetzt auch schon egal« und wir essen weiter. Bewerten wir das außerplanmäßige Verhalten positiv als Learning, um es nächstes Mal besser zu machen, oder zumindest neutral als Ausrutscher, löst das wiederum Gefühle in uns aus, die die Wahrscheinlichkeit, am nächsten Tag motiviert weiterzumachen, erhöhen.

Podcast Empfehlung
08 | »Drei Methoden um negative Gefühle zu überwinden«

Den Podcast findest du unter dem Namen »Lifestyle schlank« auf allen Podcast-Apps und auf meiner Webseite shinecoaching.de.

Wie Gedanken entstehen

Im letzten Teil habe ich mich bemüht, zu verdeutlichen, dass nicht die Dinge im Außen darüber entscheiden, ob wir ein glückliches und zufriedenes Leben führen, sondern unsere Gefühle. Nicht das Auto, die Zahl auf der Waage oder der Strandurlaub in der Karibik machen dich glücklich, sondern deine Gefühle. Entscheidend ist also nie, was du machst oder besitzt, sondern wie du dich dabei fühlst. Wie du dich fühlst, hängt wiederum von deinen Gedanken ab.

Erinnere dich noch einmal an den Prozess:

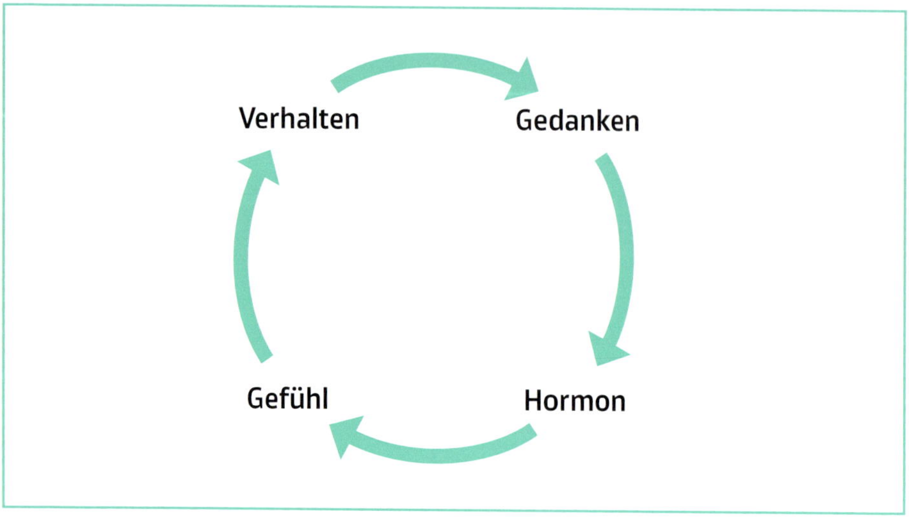

Wenn wir unsere grundsätzliche Gefühlslage verbessern möchten, lohnt es sich also, bei den Gedanken anzufangen. Stell dir einmal zwei Menschen vor – wir nennen sie Stefan und Daniel. Beide haben beruflich dieselbe Position in unterschiedlichen Unternehmen. Beide haben eine tolle Frau, zwei gesunde Kinder und sind körperlich fit und gesund. Während Daniel diese äußeren Umstände voll genießt und ein entspanntes, glückliches Leben führt, steht Stefan bei gleicher beruflicher und familiärer Belastung kurz vor dem Burn-out.
Wie kann das sein? Worin unterscheiden sich die beiden, bei exakt gleichen äußeren Bedingungen? Der Unterschied liegt in ihren Gedanken: Stefan denkt den ganzen Tag darüber nach, was er alles noch nicht geschafft, erreicht und erledigt hat.

» *Ich habe immer noch nicht den Abschlussbericht geschrieben, obwohl ich schon längst fertig sein wollte. Ich bin einfach nicht schnell genug im Beantworten meiner E-Mails und habe mir zu viel Zeit genommen, um die Verträge zu prüfen und die Kosten für das Event zu kalkulieren.*

Im letzten Meeting habe ich nicht souverän genug argumentiert.

Mit der Leistung, die ich erbringe, werde ich bestimmt niemals befördert.

Meine Kollegin XY wird mich bald überholen. «

Daniel richtet seinen Fokus hingegen auf das, was er bereits geschafft, erreicht und erledigt hat.

Wie gut, dass ich heute Morgen schon ein paar wichtige E-Mails beantwortet, die Verträge geprüft und die Kosten für das Event kalkuliert habe, jetzt kann ich mich dem Abschlussbericht widmen.

Im letzten Meeting habe ich alle in Grund und Boden argumentiert. Einen Punkt habe ich jedoch vergessen, diesen muss ich bei nächster Gelegenheit unbedingt noch anbringen.

So wie ich im Moment reinhaue, werde ich bestimmt bald befördert.

Meine Kollegin XY ist echt smart. Ich werde mir ein paar Vorgehensweisen von ihr abschauen.

Wenn du dir die inneren Dialoge der beiden anschaust, erkennst du, warum Stefan bei gleichen äußeren Umständen kurz vor dem Burn-out steht und Daniel sein Leben mit Leichtigkeit genießt.
Eines meiner Lieblingszitate von Coach und Autor Anthony Robbins ist:

> *»Energy flows where focus goes.«*

Deine Energie folgt immer deiner Aufmerksamkeit. Das heißt, richten wir unsere Aufmerksamkeit ständig auf den Mangel, fließt auch unsere ganze Energie dorthin und bewirkt, dass der Mangel sich in unserem Leben immer mehr ausweiten kann.
Stell dir vor, wie es bei Stefan weitergehen wird. Zusätzlich zu den negativen Gefühlen werden ihn bald auch die körperlichen Symptome des Burn-outs wie zum Beispiel chronische Verdauungsprobleme, Kopfschmerzen, Müdigkeit und Antriebslosigkeit heimsuchen. Die körperlichen Symptome werden dazu führen, dass er beruflich weniger Leistung erbringen kann. Diese Leistungsschwäche wird Stefan in seinen Selbstzweifeln und seinem negativen Selbstbild wiederum bestärken.

Daniel richtet hingegen seine Aufmerksamkeit auf die bereits vorhandene Fülle in seinem Leben und sorgt damit dafür, dass seine Lebensqualität stetig ansteigt. Er fühlt sich stark, selbstbewusst und gut gelaunt, was wiederum seinen Kollegen und seinem Chef imponiert. Schon bald wird er befördert werden und auch diese Beförderung wird er wie eh und je mit Leichtigkeit meistern.
Auch beim Abnehmen sind es die eigenen Gedanken, die darüber entscheiden, ob du dein Ziel erreichst oder nicht.
Sabrina und Nicole möchten beide 15 kg abnehmen und ihr Gewicht im Anschluss halten. Beide haben bereits erfolgreich und mit Leichtigkeit 3 kg verloren. Nun kam es gestern plötzlich zu einem außerplanmäßigen Essanfall.
Sabrina denkt:

»

Ich wusste es, ich werde es wieder nicht schaffen.

Wenn ich schon nach 3 kg einknicke,
wie soll ich dann die restlichen 12 kg schaffen?!

Ich habe einfach nicht die Disziplin und Willenskraft,
um etwas an meinem Gewicht zu ändern.

Ich habe keine Lust, auf so viel Lebensqualität zu verzichten.

«

Nicole denkt:

»

Ein schlechter Tag, was macht das schon,
dann dauert es halt einen Tag länger, bis ich mein Ziel
erreicht habe, Hauptsache ich mache weiter.

Ich habe bereits 3 kg geschafft, also weiß ich wie es geht.

Auch in meinem Job mache ich ab und zu mal einen Fehler, deshalb
kündige ich ja nicht gleich. Also warum sollte ich aufhören, weiter
abzunehmen, nur weil ich mal nicht alles richtig gemacht habe?

Übung macht den Meister.

Ich fokussiere mich weiter darauf, was ich erreichen möchte,
denn ich weiß, dass ein gesunder Lifestyle meine Lebensqualität
deutlich erhöhen wird.

«

Was glaubst du, wer von den zwei Frauen am nächsten Tag motiviert weitermacht und am Ende das Gewichtsziel erreicht? – Natürlich Nicole! Ihre optimistische Denkweise löst positive Gefühle aus, die sich wiederum konstruktiv auf ihr Verhalten auswirken.
Bleibt die Frage, wie es dazu kommt, dass Stefan und Sabrina sich auf den Mangel und Daniel und Nicole sich auf die Fülle fokussieren? Warum konzentrieren sich die einen scheinbar automatisch auf das Positive, während die anderen sich wie selbstverständlich auf das Negative fokussieren? Die Antwort lässt sich in den zugrundeliegenden inneren Überzeugungen finden.

Wie innere Überzeugungen entstehen

> *»Wir werden alle als Giganten geboren, doch nur von Zwergen erzogen.«*
>
> Felix Wagner

Die Ausrichtung der eigenen Gedanken hängt sehr stark mit den jeweiligen zugrunde liegenden inneren Überzeugungen zusammen. Ein Gedanke ist zunächst ein Feuerwerk neuronaler Aktivität, bestehend aus Neuronen, den Bausteinen des Gehirns, die Information in Form von elektrischen Impulsen darstellen und weiterleiten. Ein Gedanke ist also eine neuronale Repräsentation in deinem Gehirn. Dein Gehirn wiederum ist Bestandteil eines Organismus, der mit seiner Umwelt interagiert und dauernd damit beschäftigt ist, existierende Dinge zu erfassen und Zusammenhänge zu erläutern. Dieses Vorgehen ist für das menschliche Fortbestehen lebensnotwendig. Gedanken sind also ein Produkt des Gehirns, das in Wechselwirkung mit der Umwelt und uns selbst steht.
Was ich damit sagen möchte, ist, dass dein Gehirn kein objektives Lexikon ist, das bei einem Gedanken an etwas eine neutrale Definition oder Erklärung liefert, sondern immer in Wechselwirkung zu deinen Erfahrungen steht.

ÜBUNG

Wir können ja mal ein kleines Experiment machen:
Was passiert, wenn ich dich bitte, an einen Hund zu denken?
Bevor du weiterliest, beobachte einmal ganz bewusst, welche Bilder gerade in dir entstehen, wenn ich dich bitte, an einen Hund zu denken.

Soll ich dir sagen, was du gerade vor deinem inneren Auge gesehen hast?
Das würde ich gerne, aber das kann ich leider nicht. Denn nur du weißt, welche Gedanken zum Thema Hund in dir entstehen. Fakt ist, dass kein Mensch bei dieser Übung identische Gedanken denkt. Niemand greift zurück auf eine allgemeingültige Definition wie: »Ein Hund ist ein Haus- und Nutztier, das von den Wölfen abstammt.« Vielmehr hast du vielleicht gerade an einen ganz speziellen Hund gedacht. Vielleicht an Rudi, den Dackel deiner Oma, und wie du mit ihm als Kind vergnügt im Garten gespielt hast. Vielleicht hast du aber auch sofort an die »böse« Bulldogge gedacht, die vor ein paar Jahren einmal nach dir geschnappt hat.
Dieses Beispiel verdeutlicht zusätzlich auch noch einmal die Auswirkung unserer Gedanken auf unsere Gefühlslage. Bei dem Gedanken an den Dackel Rudi würde ein wohliges Gefühl entstehen, während der Gedanke an die Bulldogge vermutlich Angst und Anspannung auslösen würde.
Vielleicht hilft es dir, wenn du dir das menschliche Gehirn ein bisschen wie eine Festplatte vorstellst, die bei unserer Geburt noch nicht bespielt ist. Von der Sekunde an, in der wir das Licht der Welt erblicken, könnte diese Festplatte nun mit allen möglichen Informationen bespielt werden, denn unser Geist hat keine natürlichen Grenzen. Allerdings werden wir in eine Welt hineingeboren, in der bereits eine kollektive Meinung darüber besteht, wie wir über bestimmte Dinge denken sollten. Von Tag 1 unserer Geburt an wird uns von unseren Eltern, der Schule, der Kirche, den Medien und der Gesellschaft beigebracht, wie wir zu denken und sogar zu fühlen haben. Wir lernen sozusagen einen Kodex, der uns lehrt, was etwas ist und wie es funktioniert. Ein Baum ist ein Baum, ein Stuhl ist ein Stuhl, ein Haus ist ein Haus … Man hält das Messer in der

rechten Hand und die Gabel in der linken; Kinder bekommt man erst wenn man verheiratet ist; schön bist du, wenn du schlank, vollbusig und blond bist etc. Als Kind glauben wir ungefiltert alles, was Erwachsene sagen, und so bespielen wir unsere Festplatte von Anfang an mit gesellschaftlichen Regeln und Normen. Wir haben also von Geburt an nie wirklich die Gelegenheit, zu entscheiden, was wir glauben wollen und was wir nicht glauben wollen. Die Religion, mit der wir aufwachsen, die politische Ausrichtung unseres Landes und die moralischen Wertvorstellungen unserer Kultur existierten bereits, bevor wir geboren wurden und prägen unsere Entwicklung.

Ähnlich wie bei der Dressur von Tieren werden wir entweder bestraft oder belohnt, wenn wir uns an die Gesellschaftsregeln halten. Man sagt uns »Guter Junge« oder »Braves Mädchen«, wenn wir tun, was Mama und Papa von uns erwarten. Tun wir es nicht, sind wir ein »schlechtes Mädchen« oder ein »böser Junge«.

Solange wir uns an die Regeln halten, werden wir entsprechend belohnt; verstoßen wir hingegen dagegen, werden wir bestraft. Die Belohnung zeigt sich beispielsweise in Form von gebührender Anerkennung von Seiten unserer Eltern, Geschwister Lehrer oder Freunde. In diesem Zusammenhang entwickeln wir alle ein großes Bedürfnis nach Anerkennung und verspüren regelrechte Panik, bestraft zu werden. Geprägt von diesem Bedürfnis nach Anerkennung und der Angst vor Bestrafung, tun wir oft Dinge, die eigentlich nicht unserem Wesen entsprechen. Das wiederum birgt auf Dauer große Gefahren.

Um dazuzugehören und anderen Menschen zu gefallen, entwickeln sich viele von uns zu Menschen, die sie eigentlich nicht sind. Statt zu einem Individuum werden wir schnell zu einer Kopie von Mamas Erwartungen, Papas Glaubenssätzen und gesellschaftlichen Normen. Um Mama und Papa, den Lehrern und den Freunden zu gefallen, fangen wir an, eine Rolle zu spielen und sind uns dessen nicht einmal bewusst. Denn wir wissen ja gar nicht, wer wir eigentlich sind. Alle unsere persönlichen Neigungen gehen während unser »gesellschaftlichen Dressur« verloren beziehungsweise hatten oft gar nie die Chance, sich zu entwickeln oder von uns selbst entdeckt zu werden. Genau aus diesem Grund ist es so unglaublich wichtig, sich einmal die Zeit und den Raum zu nehmen, sich mit sich selbst auseinanderzusetzen und über solche Dinge in Ruhe zu reflektieren.

Wie schön, dass du dir mit diesem Buch genau diese Zeit und diesen Raum schenkst! Die weiteren Inhalte und bevorstehenden Übungen werden dich systematisch auf dieser Reise zu dir selbst und deiner Transformation zu der Person, die du werden möchtest, unterstützen.

Wie Bewertungen entstehen

> *»Wenn du die Sicht auf die Dinge veränderst, verändern sich die Dinge, die du siehst.«*
>
> *Wayne Dyer*

Im letzten Kapitel hast du Stefan und Daniel kennengelernt und konntest beobachten, wie Stefan bei gleichen äußeren Umständen kurz vor einem Burn-out steht, während Daniel sein Leben mit Leichtigkeit genießt. Von außen betrachtet können wir zwischen Stefan und Daniel keinen Unterschied erkennen. Beide sind gesund, haben den gleichen Job, leben in den gleichen Familienverhältnissen und sind mit denselben Herausforderungen konfrontiert. Wir hatten jedoch ausnahmsweise die Gelegenheit, die Gedankengänge der beiden zu beobachten und konnten hier große Differenzen feststellen. Die jeweils unterschiedlichen Gedanken der beiden führen zu einem differenzierten Gefühlserleben, welches wiederum ihr Verhalten beeinflusst und langfristig zu unterschiedlichen Resultaten in ihrem Leben führen wird.
Der US-amerikanische Psychologe und Psychotherapeut Albert Ellis entwickelte Mitte des letzten Jahrhunderts ein einfaches Modell, welches die Entstehung von Emotionen und Verhaltensweisen sehr gut veranschaulicht. Er erkannte, dass nicht allein ein äußerer Reiz zu Gefühlen oder Handlungen führt, sondern dass es einen, meist nicht bewussten, Zwischenschritt gibt. Der Schritt zwischen Ereignis und Gefühl ist die eigene Bewertung des Ereignisses.

Das **ABC**-Modell:
Activating experiences – innere oder äußere Wahrnehmung
Beliefs – Annahmen und Interpretationen
Consequences – Verhalten und Gefühle

Activating experiences – Innere oder äußere Wahrnehmung

Über unsere Sinneskanäle (Sehen, Hören, Riechen, Schmecken und Tasten) ist unser Gehirn pro Sekunde mit etwa 2 Milliarden Sinneseindrücken konfrontiert. Nur ein Teil dieser Informationen gelangt in den Vordergrund. Das bedeutet, nur ein Teil dieser Informationen wird von uns bewusst wahrgenommen. Der weitaus größere Teil wird als irrelevant verworfen.

Wie unser Gehirn zwischen relevant und irrelevant unterscheidet, hängt von unserer selektiven Wahrnehmung ab. Auf diese komme ich im Detail an späterer Stelle noch zu sprechen.

Mit »activating experiences« sind zunächst einmal die äußeren Reize gemeint. Im Beispiel von Daniel und Stefan wäre ein äußerer Reiz zum Beispiel der Punkt »Abschlussbericht fertigstellen« auf ihrer To Do-Liste oder zu sehen, wie die neue Kollegin eine Aufgabe mit Bravour meistert.

Beliefs – Annahmen und Interpretationen

Die Activating experiences sind bei Daniel und Stefan identisch. Der Unterschied liegt lediglich darin, wie beide die Geschehnisse bewerten. Diese Bewertung hängt wiederum von ihren inneren Überzeugungen/ Glaubenssätzen ab, die im Englischen Beliefs genannt werden. Viele dieser Glaubenssätze entstehen bereits in unserer Kindheit. Sowohl unsere familiäre als auch unsere gesellschaftliche Erziehung basieren, wie erwähnt, auf dem Prinzip von Belohnung und Bestrafung. Wirst du also zum Beispiel als Kind besonders oft für deine Andersartigkeit bestraft, kann es gut sein, dass in dir der Glaubenssatz entsteht »Ich bin nicht gut genug« oder »Mit mir stimmt etwas nicht«. Wurdest du hingegen besonders oft belohnt, kann es gut sein, dass in dir der Glaubenssatz »Ich bin etwas ganz Besonderes« oder »Ich bin gut, so wie ich bin« entsteht.

Ob du besonders oft belohnt oder bestraft wirst, hängt wiederum von den Glaubenssätzen deiner Eltern, Lehrer oder anderen dir nahestehenden Personen ab. Oft werden Glaubenssätze einfach 1 zu 1 an die eigenen Kinder weitergeben. So haben viele meiner Klienten und Teilnehmer negative Glaubenssätze wie »Man muss hart arbeiten für sein Geld«, »Das Leben ist ein Kampf« oder »Wir sind einfache Leute und weniger Wert als die Schönen und Reichen« einfach von ihren Eltern übernommen. Aber auch positive Glaubenssätze wie »Wir sind Macher«, »Wir sind et-

was ganz Besonderes«, »Alles kommt so, wie es kommen soll« oder »Es gibt immer eine Lösung« werden von den Eltern übernommen.
Als Kind bist du noch nicht in der Lage, diese Aussagen auf ihren Wahrheitsgehalt zu überprüfen und so prägen sich solche Sätze tief in dein Unterbewusstsein ein und sorgen dafür, dass in dir eine gewisse Grundüberzeugung entsteht. Diese Grundüberzeugungen beeinflussen dann wiederum, wie du alle weiteren Erfahrungen in deinem Leben interpretierst. Stefans Grundüberzeugung ist vielleicht »Ich bin nicht gut genug«. Aus diesem Grund fokussiert er sich ständig auf das, was er noch nicht erreicht, erledigt oder geschafft hat. Daniel hingegen ist vielleicht von Grund auf davon überzeugt »ein Macher« zu sein. Diese Grundüberzeugung sorgt dafür, dass er sich darauf fokussiert, was er bereits alles erreicht, erledigt oder geschafft hat.

Consequences – Verhalten und Gefühle

Die Bewertung der Geschehnisse beeinflusst unsere Gefühle und damit unser Verhalten. Nicht die äußeren Umstände führen zu Stefans Burn-out, sondern einzig und allein sein Gefühl, nicht gut genug zu sein. Das Burn-out bestärkt wiederum sein negatives Selbstbild und lässt einen Teufelskreis entstehen.
Daniel fühlt sich hingegen selbstbewusst. Dieses selbstbewusste Gefühl beflügelt ihn in seinem Tun, sodass er schlussendlich noch mehr Dinge erledigen kann. Sein selbstbewusstes Auftreten und seine Produktivität imponieren wiederum seinem Chef und so kommt es zu der besagten Beförderung. Die Beförderung bestätigt Daniel erneut in seinem ohnehin schon positiven Selbstbild und so nimmt der Engelskreis seinen Lauf.

BEISPIEL

Um das ABC-Modell noch besser zu veranschaulichen, würde ich gern zwei weitere Szenarien mit dir durchspielen:
Stell dir eine Frau mittleren Alters mit leichtem Übergewicht vor. Wir nennen sie Trixi. Trixi geht in der Stadt spazieren, während ein Mann ihr im Vorbeigehen zulächelt. Leider ist Trixi unbewusst der Überzeugung, nicht gut genug zu sein. Seit Jahren fühlt sie sich außerdem sehr unwohl in ihrem Körper. So kommt es, dass sie das Lächeln des Mannes als ein »Belächeln« bewertet. Anstatt das Lächeln zu erwidern, schaut sie beschämt zu Boden und läuft weiter.

Activating experiences – Innere oder äußere Wahrnehmung
Ein Mann lächelt Trixi auf der Straße an

Beliefs – Annahmen und Interpretationen
Innere Überzeugung: »Ich bin nicht gut genug.«
Bewertung aufgrund der inneren Überzeugung: »Ich werde belächelt.«

Consequences – Verhalten und Gefühle
Gefühl = Scham
Verhalten = Blick auf den Boden und weiterlaufen.

Angela, ebenfalls mittleren Alters und leicht übergewichtig, befindet sich am selben Tag in einer identischen Situation. Auch sie läuft durch die Stadt spazieren, während ihr ein Mann im Vorbeigehen ein Lächeln schenkt. Anders als Trixi trägt Angela jedoch die Überzeugung in sich, ein echter Männermagnet zu sein. So bewertet sie das Lächeln des Mannes natürlich als Flirtversuch und fühlt sich geschmeichelt. Anstatt beschämt auf den Boden zu schauen, erwidert sie das Lächeln mit einem verführerischen Augenaufschlag.

Activating experiences – innere oder äußere Wahrnehmung
Ein Mann lächelt Angela auf der Straße an

Beliefs – Annahmen und Interpretationen
Innere Überzeugung: »Ich bin ein Männermagnet.«
Bewertung aufgrund der inneren Überzeugung: »Er will mit mir flirten.«

Consequences – Verhalten und Gefühle
Gefühl = geschmeichelt/bestätigt
Verhalten = Augenaufschlag und Lächeln

Das jeweilige Verhalten von Trixi und Angela steht natürlich auch wieder in Wechselwirkung zu ihrem Umfeld und beeinflusst das Verhalten des Gegenübers und damit, wie die Geschichte weitergeht.
Der Mann, der Trixi ein Lächeln schenken wollte, fühlt sich durch Trixis ausweichenden Blick auf den Boden und das Weiterlaufen abgelehnt. Er

interpretiert Trixis Verhalten als Korb, fühlt sich unsicher und geht ebenfalls weiter. So endet die Geschichte zwischen den beiden.
Der Mann hingegen, der von Angela einen Augenaufschlag und ein Lächeln empfängt, fühlt sich in seinem Flirtversuch bestätigt und traut sich, Angela anzusprechen. Aus diesem Gespräch werden sich weiter neue Möglichkeiten ergeben.
Die meisten Menschen glauben, dass die negativen Erfahrungen in ihrem Leben daran schuld sind, dass sie sich unglücklich, traurig, hilflos, wütend oder verärgert fühlen. Die logische Konsequenz ist, dass sie versuchen, die Ursachen im Außen zu verändern, um die negativen Gefühle nicht mehr fühlen zu müssen. Mit dem Ziel, endlich frei von ständigen negativen Gefühlen zu sein, versuchen viele ein Leben lang ihren Partner, die Kollegen, die Eltern, den Beruf, oder die Freunde zu ändern.
Wie du am Beispiel von Stefan und Daniel oder Trixi und Angela gesehen hast, sind es in Wahrheit jedoch gar nicht die Erfahrungen an sich, die zu den negativen Gefühlen führen, sondern unsere Bewertung der Erfahrungen. Aus diesem Grund werden wir in Teil 2: »Erkennen – Wer du bist« auf die Suche nach deinen inneren Überzeugungen gehen, die deine Bewertungen und damit dein Verhalten beeinflussen.

Podcast Empfehlung
67 | »Wie du herausfindest, wer du wirklich bist«

Den Podcast findest du unter dem Namen »Lifestyle schlank« auf allen Podcast-Apps und auf meiner Webseite shinecoaching.de.

Wie ein einziger Gedanke das ganze Leben beeinflusst

> *»Verändere deine Gedanken, und dein Leben ändert sich von allein.«*
>
> JULIA SAHM IN ANLEHNUNG AN WAYNE DYER

Zu diesem Thema möchte ich dir gern eine kleine Geschichte von einer ehemaligen Klientin erzählen:

BEISPIEL

Tina war eine attraktive, supercoole, lustige, aufgeschlossene Frau und Mitte 50, als sie ein Coaching mit mir buchte. Mangelndes Selbstvertrauen, fehlende Selbstliebe und Übergewicht waren der Grund für das Coaching. Außerdem wollte sie sich seit langem beruflich neu orientieren, hatte sich jedoch aus besagten Gründen nie wirklich getraut, diesen Schritt zu gehen.

Eine von Tinas Grundüberzeugungen, die sich auf alle Lebensbereiche auswirkte, lautete: »Ich bin nicht gut genug.« Im Coaching wollten wir dem Ursprung dieser Überzeugung auf den Grund gehen. Ich fragte Tina, ob sie sich erinnerte, wann sie diesen Gedanken und das damit verbundene Gefühl zum ersten Mal bewusst wahrgenommen hatte. Nach einigen Minuten der Stille und des Reflektierens kam es wie aus der Pistole geschossen: »Das erste Mal hatte ich das Gefühl, nachdem ich von einem Auslandsaufenthalt in den USA zurückgekehrt war und mit meinem Vater spazieren ging.«

Mit 15 Jahren ging Tina für ein Jahr nach Amerika und besuchte dort die Highschool. Zu dieser Zeit nahm sie, wie so viele andere Austauschstudenten in den USA, ein paar Kilos zu. Nicht nur die Portionen sind in den USA größer als in Deutschland, auch die Inhaltsstoffe der Nahrungsmittel unterscheiden sich deutlich. Viele Produkte von uns bekannten Marken enthalten in den USA doppelt so viel Kalorien als in Deutschland. Aus diesem Grund kann man immer wieder beobachten, dass Menschen nach längeren Aufenthalten in den USA mit ein paar Kilos mehr auf den Hüften nach Hause reisen.

Hinzu kam, dass Tina zu den emotionalen Essern gehört, und ihr das Essen damals half, das Heimweh nach der Familie und ihren Freunden zu stillen. Insgesamt nahm sie 10 kg zu. Diese Tatsache bemerkte Tinas Vater während des besagten Spaziergangs und kommentierte wie folgt:

»Tina, du musst aufpassen! Wenn du jetzt noch weiter zunimmst, siehst du bald aus wie Tante Rosi.«

Zugegebenermaßen ein etwas ruppiger, unsensibler Spruch des Vaters. Doch in diesem Moment war dem Vater wohl kaum klar, dass dieser Satz Tina von nun an in allen Lebensbereichen negativ beeinflussen würde. Nicht einmal Tina war das klar, bis sie

mit Mitte 50 in meiner Praxis vor mir saß und diesen Satz laut aussprach.
Natürlich war es auch nicht dieser Satz an sich, der Tinas Leben über Jahre beeinflussen sollte, sondern die Art und Weise wie sie diesen Satz interpretierte. Ich fragte sie, welche Bedeutung die 15-jährige Tina diesem Satz damals gegeben hat. Wieder überlegte sie eine Weile, bis sie antwortete:
»Dieser Satz war für mich gleichbedeutend mit ›Du bist nicht so gut und schön wie deine Schwester!‹«
Obwohl der Vater mit keiner Silbe ihre Schwester oder die Worte »gut« oder »schön« erwähnte, verstand die 15-jährige Tina diesen Satz als Vergleich zu ihrer Schwester.

Erinnerst du dich an meine Worte aus dem ersten Kapitel? – Nichts hat irgendeine Bedeutung, außer der Bedeutung, die wir den Dingen geben.
Die Bedeutung, die Tina dem Satz ihres Vaters damals beimaß, führte zu ihrer Grundüberzeugung, nicht gut genug zu sein. Diese Überzeugung wiederum beeinflusste Tina seither in all ihren Entscheidungen. Das Fatale an inneren Überzeugungen ist nämlich, dass wir **unbewusst** immer versuchen, uns zu beweisen, dass wir recht haben mit dem, was wir glauben. Das liegt daran, dass unser Gehirn in allem, was wir tun, Muster erkennen möchte. Es ist ständig auf der Suche nach logischen Zusammenhängen, um neue Informationen mit bereits vorhandenen Informationen besser einordnen zu können.
Dieses psychologische Phänomen wird auch selektive Wahrnehmung genannt. Selektive Wahrnehmung bedeutet, dass wir lediglich bestimmte Aspekte unserer Umwelt wahrnehmen und andere ausblenden. Grund für die selektive Wahrnehmung ist, dass wir gar nicht in der Lage sind, die Fülle an Informationen, die täglich auf uns einprasselt, zu bewältigen. Deshalb filtert unser Gehirn die auf uns einwirkenden Informationen. Dabei ist es besonders daran interessiert, bekannte Informationen an den richtigen Stellen mit ähnlichen Daten im Gehirn zusammenführen. Argumente, die die eigenen Überzeugungen stützen, werden deshalb stärker wahrgenommen als jene, die unsere Glaubenssätze infrage stellen.
Die selektive Wahrnehmung wird also stark durch unsere Erwartungen, unsere Glaubenssätze und unsere Erfahrungen beeinflusst. Man könnte

sagen, dass unser Gehirn sich besonders »schlau« fühlt, wenn es das wahrnimmt, was unsere bisherigen Erfahrungen und unsere inneren Überzeugungen bestätigt.
Wenn du beispielsweise davon überzeugt bist, nicht abnehmen zu können, und trotzdem mal wieder eine Diät startest und dich an einem einzigen Tag einmal nicht zu 100 % an den vorgegebenen Plan hältst, fühlst du dich in deiner Überzeugung, nicht abnehmen zu können, wieder bestätigt. Durch die erneute Bestätigung prägt sich der Glaubenssatz noch tiefer ein. Einmal gezogene Schlussfolgerungen werden von uns meist nie wieder überprüft und beeinflussen unbemerkt unser ganzes Leben. Das führt dazu, dass wir uns oft nicht die Chance geben, neue Erfahrungen zu machen, die das Gegenteil beweisen würden. Umso wichtiger ist es deshalb, sich seiner inneren Überzeugungen bewusst zu werden. Denn ohne dieses Bewusstsein steuern sie unbewusst unser ganzes Leben.

BEISPIEL

Tinas innere Überzeugung, nicht gut genug zu sein, führte unbewusst dazu, dass sie ihr Leben lang Erfahrungen gemacht hat, die ihr diese Überzeugung bestätigten. Weil sie sich nicht gut genug fühlte, behandelte sie sich selbst auch dementsprechend. Unbewusst leitete dieser Satz all ihre Handlungen und Entscheidungen. So entschied sie sich für einen Job für Menschen, wie sie. Einen Job für Menschen, die nicht gut genug sind. Beruflich das zu tun, was sie eigentlich gern getan hätte, kam für sie nicht infrage, denn sie war davon überzeugt, dass diesen Beruf nur Menschen ausüben könnten, die besser waren als sie.
Auch die Männer in Tinas Leben dienten als Bestätigung ihrer inneren Überzeugung. Unbewusst wählte sie immer wieder Männer aus, die sie so behandelten als sei sie nicht gut genug. Zu guter Letzt bestätigte ihr auch ihr Körper, dass sie nicht gut genug wäre. Es wäre schließlich widersprüchlich, wenn jemand, der nicht genügt, einen gesunden und fitten Körper hätte.
Tinas Gefühl, nicht gut genug zu sein, führte dazu, dass sie unbewusst immer wieder Entscheidungen traf, die ihr genau das widerspiegelten. Erfahrungen, die das Gegenteil beweisen würden, erlaubte sie sich unbewusst nicht, zu machen. Die unzähligen schlechten Erfahrungen mit Männern, im Job, in der Familie und im Bekanntenkreis machten es ihr irgendwann unmöglich,

ihre Grundüberzeugung noch einmal in Frage zu stellen. Zu oft fühlte sie sich in dem Gedanken, nicht gut genug zu sein, bestätigt. Einfach alles in ihrem Leben bestätigte ihr, dass sie nicht gut genug wäre.

Was sie nicht sah, war, dass sie **unbewusst** *diese Erfahrungen selbst wählte. Es waren ihre* **unbewussten** *Entscheidungen, die zu den Resultaten in ihrem Leben führten. In der großen Vielfalt der Männer auf dieser Welt, hatte sie sich* **unbewusst** *für einen Mann entschieden, der trank, sie beschimpfte, betrog und sie um ihr Erspartes brachte. In der großen Auswahl der Jobs suchte sie sich* **unbewusst** *einen Job aus, der weit unter ihrem Potenzial und außerhalb ihres Interesses lag. In der freien Entscheidung, welche Nahrung sie zu sich nahm, entschied sie sich* **unbewusst** *für die Nahrung, die dazu führte, dass sie in einem Körper lebte, der aus ihrer Sicht nicht gut genug war.*

Und all das wurde ausgelöst durch ihre Bewertungen des Satzes: »Tina du musst aufpassen! Wenn du jetzt noch weiter zunimmst, siehst du bald aus wie Tante Rosi.«

Stell dir vor, statt »Du bist nicht so gut und schön wie deine Schwester!« hätte Tina dem Satz ihres Vaters eine andere Bedeutung gegeben. Ihr Leben wäre wahrscheinlich ganz anders verlaufen.

Die gute Nachricht: Es ist nie zu spät, Erlebnissen aus der Vergangenheit eine neue Bedeutung zu geben. Aus diesem Grund fragte ich Tina im Coaching, welche andere Bedeutung der Satz ihres Vaters hätte haben können. Ich werde nie vergessen, wie verständnislos sie mich ansah.

»Was meinst du?«, fragte sie mich.

Ich antwortete mit meinem Lieblingsspruch:

»Nichts hat irgendeine Bedeutung, außer der Bedeutung, die wir den Dingen geben.«

»Du meinst, mein Vater könnte den Satz ganz anders gemeint haben?«, fragte sie erstaunt.

»Genau! Dein Vater hat diesen Satz sogar mit 99 % Wahrscheinlichkeit anders gemeint, als du ihn interpretierst hast.«

»Das kann ich mir beim besten Willen nicht vorstellen«, war ihre Antwort.

Fakt ist, wir können nicht wissen, was in anderen Menschen vor sich geht. Aufgrund der Tatsache, dass wir alle eine unterschiedliche Erziehung genießen, verschiedene Erfahrungen machen und andere Glaubenssätze und Werte entwickeln, nehmen wir die Welt natürlich auch alle unterschiedlich wahr. Jeder Mensch hat seine ganz eigene Realität und wir können von außen niemals zu 100 % sicher sein, was innerlich in einem anderen Menschen vorgeht. Teilweise verstehen wir uns ja nicht einmal selbst. Wieso maßen wir uns also an, zu beurteilen, was ein anderer Mensch denkt, fühlt oder meint?
Dass wir davon ausgehen, zu wissen, was das Gegenüber denkt oder meint, ist der zuvor erläuterten Funktion unseres Gehirns geschuldet, in allem einen logischen Zusammenhang erkennen zu wollen. Unser Gehirn will Sinn erkennen; was es jedoch eigentlich tut, ist, Sinn zu erfinden. Wenn wir also sowieso nicht wissen, wie die Dinge wirklich sind, warum geben wir ihnen dann nicht eine Bedeutung, die uns gut fühlen lässt? Denn es ist schließlich die Qualität unserer Gefühle, die am Ende über die Qualität unseres Lebens entscheidet.
Aus diesem Grund sollten wir aufhören, Geschehnisse in einer Art und Weise zu bewerten, die uns klein und minderwertig fühlen lässt. Stattdessen sollten wir anfangen, den Dingen eine Bedeutung zu geben, die uns weiterbringt. Wir sollten Bedeutungen vergeben, die entweder neutral sind oder uns sogar dabei unterstützen, das Leben zu leben, das wir uns wünschen.
Das Schöne an Bedeutungen ist, wie gesagt, dass wir sie auch rückwirkend noch verändern können. Zwar können wir nicht in die Vergangenheit reisen und Geschehenes ungeschehen machen, aber wir können die Bedeutung verändern, die wir Erlebnissen beigemessen haben, und damit unser Gefühl im Hier und Jetzt positiv beeinflussen. Wie wir uns im Hier und Jetzt fühlen, hat wiederum Einfluss auf unsere Zukunft.

BEISPIEL

Aus diesem Grund war es mir wichtig, dass Tina Möglichkeiten erkennt, wie ihr Vater besagten Satz alternativ hätte meinen können. Da Tina mich jedoch immer noch völlig blockiert anschaute, brainstormten wir gemeinsam nach unterschiedlichsten Bedeutungen. Statt »Du bist nicht so gut und schön wie deine Schwester!« hätte es zum Beispiel sein können, dass der Vater

sich große Sorgen um Tinas Gesundheit machte und sie mit dieser Aussage schützen wollte. Es könnte auch sein, dass der Vater sich lange Jahre große Sorgen um besagte Tante gemacht und hautnah miterlebt hatte, wie diese unter ihrem Gewicht litt. Mit seiner Aussage wollte er vielleicht bewirken, dass Tina ein solches Schicksaal erspart bliebe.
Ein Vater will in der Regel immer das Beste für sein Kind und die Wahrscheinlichkeit, dass Tinas Vater besagten Satz aus Sorge, statt aus Boshaftigkeit sagte, ist um ein Vielfaches höher.
Zusätzlich zum Brainstorming nach neuen Bedeutungen, bat ich Tina, den Satz ihres Vaters noch einmal auf Papier zu bringen und im Anschluss Hinweise auf ihre Schwester zu markieren.
»Kind, wenn du nicht aufpasst, siehst du bald aus wie Tante Rosi.«
Als Tina den Satz geschrieben vor sich sah, fiel ihr das erste Mal auf, dass ihre Schwester in dem Satz überhaupt nicht erwähnt wurde. Daraufhin bat ich sie, ein paar Beispiele zu nennen, wann der Vater sie und ihre Schwester in anderen Situationen miteinander verglichen hatte. Nach einigen Minuten schaute Tina mich an und sagte:
»Mir fällt nichts ein, mein Vater hat uns eigentlich nie miteinander verglichen.«
Außerdem veranstaltete ich ein kleines Rollenspiel mit Tina, in dem sie die Rolle ihrer Schwester übernehmen sollte. Sie sollte ihre eigenen Erfolge im Leben aus der Perspektive ihrer Schwester bewerten.
»Ich habe einen besseren Schulabschluss als meine Schwester«, sagte Tina plötzlich.
Ich fragte sie daraufhin:
»Und wie hätte deine Schwester diese Tatsache bewerten können?«
Tina: »Dass ich schlauer bin als sie?«
Ich: »Ja, zum Beispiel.«
Ob sie das getan hat, wissen wir nicht. Das kommt wieder ganz auf ihre eigenen Erfahrungen, inneren Überzeugungen und Werte an.
Nach dem Durchspielen der verschiedenen Szenarien bat ich

Tina, nun eine neue Bedeutung für den Satz ihres Vaters auszusuchen und diese fest in ihrem Herzen zu verankern. Tina entschied sich für: »Mein Vater sorgt sich um mein physisches und psychisches Wohlergehen, weil er mich liebt und es ihm wichtig ist, dass ich mein Leben in vollen Zügen genießen kann.« Auch die innere Überzeugung, nicht gut genug zu sein, formulierten wir im Coaching neu. Aus »Ich bin nicht gut genug« wurde »Mein Leben ist wertvoll«. Die neue Überzeugung, »Mein Leben ist wertvoll«, entstand aus dem Gedanken, dass Tinas Vater ihr Leben als wertvoll erachtete und sie deshalb darauf hinweisen wollte, auf ihr Gewicht zu achten.
Anschließend fragte ich Tina:
»Was würde jemand, der sein Leben als wertvoll erachtet, anders machen als du es bisher tust?«
Ziemlich schnell sprudelte es aus ihr heraus.
»Wenn mein Leben wertvoll ist, darf ich keine Sekunde mehr in diesem Job verweilen, der mir so viel Energie raubt! Ich muss mich mit Menschen umgeben, die mir das Gefühl vermitteln, wertvoll zu sein, und mich von denen distanzieren, die mir das Gegenteil vermitteln. Ich muss außerdem unbedingt besser auf meine Gesundheit achten, mich besser ernähren, mich mehr bewegen, mein Stresslevel reduzieren.«

Ich erinnere mich noch ganz genau an diesen Moment, als Tina diese Punkte euphorisch aufzählte. Das ist nämlich der Teil meiner Arbeit, den ich am meisten liebe. Denn hier ist etwas wirklich Spannendes passiert: Was Tina sagte, war im Prinzip nichts Neues, es waren ja genau diese Punkte, die sie dazu veranlasst hatten, ein Coaching bei mir zu buchen. Auf der logischen Ebene hatte sie also längst begriffen, was sie verändern sollte und wollte. Doch in diesem Moment hatte die Notwendigkeit dieser Veränderung zum ersten Mal ihr Herz berührt.
Wenn wir einen bestimmten Aspekt in unserem Leben verändern möchten, müssen wir neue Denk-, Fühl- und Handlungsweisen praktizieren. Veränderung beginnt immer mit unseren Gedanken. Wenn wir das, was wir denken, jedoch nicht fühlen, werden wir niemals ins Handeln kommen. Denn das, was sich bei einer grundlegenden Veränderung in unserem Leben wirklich ändern muss, ist unsere Energie!

Wie oft hast du dir schon eine bestimmte Veränderung gewünscht, jedoch im Herzen nicht daran geglaubt, dass diese Veränderung wirklich möglich ist? Sobald unsere Gedanken und Gefühle nicht übereinstimmen, senden wir widersprüchliche Signale aus. Diese widersprüchlichen Signale können niemals die Energie erzeugen, die wir brauchen, um wirklich aktiv zu werden. Erst wenn klare, fokussierte Gedanken von leidenschaftlichen Gefühlen begleitet werden, sind wir in der Lage, uns zu verändern.
Während Tina innerlich davon überzeugt war, nicht gut genug zu sein, konnte sie lange davon träumen, endlich selbstbewusst, erfolgreich und gesundheitlich fit zu sein – solange sie nicht daran glaubte, dies auch verdient zu haben, würde sie sich immer wieder entsprechend ihrer alten Gedankenmuster verhalten und damit niemals neue Ergebnisse erzielen. Erst in dem Moment, in dem ihr klar wurde, dass zumindest die Möglichkeit besteht, dass sie und ihr Leben wertvoll sein könnten, konnte das entsprechende Gefühl in ihr wachsen. Dieses Gefühl setzte nun die Energie frei, die sie brauchte, um diese Veränderung Wirklichkeit werden zu lassen.
Weil unsere Gefühle von unseren inneren Überzeugungen gesteuert werden, ist die Arbeit mit Glaubenssätzen einer der wichtigsten Aspekte meiner Arbeit. Ich habe schon Tausende Menschen gecoacht, die unbedingt abnehmen wollten, jedoch tief im Inneren davon überzeugt waren, dies niemals schaffen zu können. Die Diätindustrie ist ein Milliardengeschäft und auf diesem Markt schreit jeder, die einzig wahre Methode erfunden zu haben. Es gibt unendlich viele dogmatische Meinungen darüber, was, wie oder wann man essen und wie und wann man sich bewegen sollte. Dazu kommen noch Tausende Produkte und Supplemente, die man unbedingt zusätzlich noch konsumieren sollte. Die Wahrheit ist jedoch, dass es nicht den einen Weg gibt, der für alle richtig ist. Es gibt nur richtig oder falsch für dich. So individuell wie deine Beweggründe sind, zu essen, so individuell ist auch dein Weg, einen Umgang damit zu finden.
Es ist jedoch auch zu 100 % menschlich, schon etliche Male diesen dogmatischen Konzepten auf den Leim gegangen zu sein. In meinem Buch »Lifestyle schlank – Coaching statt Diät« räume ich mit vielen dieser Irrtümer und Mythen auf.
Hier ist mir einfach wichtig, dass du erkennst, dass die vielen schlechten Erfahrungen, die wir aufgrund dieser Irrtümer und Mythen gemacht ha-

ben, zu dem Glaubenssatz führen »Ich kann nicht abnehmen«. Solange jedoch diese Überzeugung in dir schlummert, wirst du niemals langfristig und dauerhaft abnehmen und dein Gewicht halten. Zuerst muss in dir das Bewusstsein entstehen, dass du sehr wohl abnehmen kannst. Dieses Bewusstsein muss ein magisches Gefühl in dir auslösen, dass dich tief in deinem Herzen berührt und dir eine neue Welt von Möglichkeiten eröffnet.

Podcast Empfehlung
23 | »Der Schlüssel zu einem glücklicheren Leben«

Den Podcast findest du unter dem Namen »Lifestyle schlank« auf allen Podcast-Apps und auf meiner Webseite shinecoaching.de.

Wie innere Überzeugungen aufgedeckt werden können

In den letzten Kapiteln hast du erfahren, dass unsere Gedanken unsere Gefühle, unsere Gefühle unsere Entscheidungen und unsere Entscheidungen unser Verhalten beeinflussen. Die Ergebnisse in unserem Leben sind dann wiederum auf unser Verhalten zurückzuführen. Anhand von Tinas Geschichte konntest du erkennen, welche dramatischen Auswirkungen eine **unbewusste** innere Überzeugung auf den Verlauf eines Lebens nehmen kann. Ich finde es immer wieder erstaunlich, wie etwas, das wir nicht sehen können, dessen wir uns nicht einmal bewusst sind, einen so großen Einfluss auf unser Leben haben kann. Ein »unsichtbarer Gedanke« hat größeren Einfluss auf unser Leben als alles andere auf der Welt.

Wenn wir unser Sein jedoch mal kurz aus quantenphysischer Sicht betrachten, verstehen wir dieses Phänomen vielleicht etwas besser. Ich bin selbst natürlich keine Physikerin und naturwissenschaftlich keineswegs bewandert, trotzdem haben einige Erkenntnisse aus dem Bereich mir geholfen, das Prinzip von Glaubenssätzen und deren Auswirkungen besser zu verstehen.

Die erste Tatsache, die mir persönlich die Augen geöffnet hat, ist, dass alles auf dieser Welt und in diesem Universum aus Energie besteht. Ein

Atom besteht zu 99,99999 % aus Energie und nur zu 0,00001 % aus Materie. Alles, was du hier auf der Welt wahrnimmst, ist also zu 99,99999 % Energie und nur zu 0,00001 % das, was du als Materie wahrnimmst. Energie manifestiert sich auf die unterschiedlichsten Arten und Weisen, zum Beispiel in Form von einem Menschen, einem Baum, einem Tier, einem Tisch, einem Auto, einem Gedanken oder einem Gefühl. Das Problem ist, dass wir Menschen unsere ganze Aufmerksamkeit ständig auf diese 0,00001 % manifestierte Materie richten und die 99,99999 % Energie außer Acht lassen. Wir haben gelernt, dass nur das existiert, was wir bewusst über unsere Sinne wahrnehmen können. Alles, was außerhalb unseres Bewusstseins liegt, ist für uns nicht real und wird als nicht vorhanden verbucht. Das ist jedoch ein großer Trugschluss, nur weil wir etwas nicht sehen, hören, ertasten, riechen oder schmecken können, bedeutet es nicht, dass es nicht existiert. Es bedeutet lediglich, dass wir vom jetzigen Stand unseres Bewusstseins nicht in der Lage sind, diese Dinge zu begreifen.

Tina war sich nicht bewusst, wie die innere Überzeugung, nicht zu genügen, ihr Leben in allen Bereichen negativ beeinflusste. Erst mit Mitte 50 wurde sie sich dessen, während unseres Coachings, plötzlich gewahr. Trotzdem hatte diese unbewusste Überzeugung über 40 Jahre lang massive Auswirkungen auf ihr Leben. Nur weil wir uns über etwas nicht bewusst sind, heißt es also nicht, dass es nicht existiert. Auch unsere Atmung, Verdauung und unser Herzschlag sind unbewusste Prozesse, deren Existenz jedoch die Grundlage unseres Lebens bilden. Wir Menschen sind uns noch nicht einmal darüber bewusst, warum wir existieren, trotzdem leben wir hier auf dieser Erde und bestehen aus Fleisch und Blut. Wenn also etwas außerhalb unseres Bewusstseins liegt, bedeutet dass lediglich, dass wir es nicht begreifen, es heißt nicht, dass es nicht existiert. Der Mensch ist viel mehr als das bewusste Ich.

Nachhaltige Veränderung erfordert jedoch, dass wir unser Bewusstsein und damit unsere Kompetenzen erweitern. Das erklärt auch, warum es mir in meiner Arbeit so wichtig ist, ein Bewusstsein für das eigene Sein, die eigenen Gedanken, Gefühle und Verhaltensweisen zu entwickeln.

Auch wir Menschen bestehen zu 99,99999 % aus Energie und nur zu 0,00001 % aus Materie. Der menschliche Körper besteht aus Gewebe, welches aus Zellen besteht. Unsere Zellen bestehen aus Molekülen, diese

bestehen wiederum aus Atomen. Atome bestehen aus subatomaren Partikeln, welche wiederum aus Energie bestehen. Dein Körper besteht also in seiner kleinsten Einheit aus Energie.
Und auch deine Gedanken sind reine Energie. Die Energie deiner Gedanken wiederum spiegelt sich in deinen Gefühlen wider und manifestiert sich schlussendlich in Form von Resultaten in deinem Leben. Das haben wir am Beispiel von Tina sehr gut erkennen können:

Gedanke = *Ich werde niemals so gut und schön sein wie meine Schwester*

Ich bin nicht gut genug = **Gefühl**

Resultat = *Destruktive Beziehungen, ein Beruf weit unter ihrem Potenzial, Übergewicht, fehlende Fitness*

Da es uns Menschen immer einfacher fällt, das zu begreifen, was wir bewusst wahrnehmen, können wir auf der Suche nach unbewussten inneren Überzeugungen rückwärts vorgehen. Denn alles, was jetzt in deinem Leben ist, die Qualität deiner Beziehungen, dein Job, deine Finanzen, deine Gesundheit und deine Fitness sind die Resultate deiner inneren Überzeugungen. Die Resultate in deinem Leben sind die manifestierte Form deiner Gedanken.
Deshalb werden wir uns in Teil 2 anschauen, in welchen Lebensbereichen du zum jetzigen Zeitpunkt unzufrieden mit den Resultaten bist, um dann herauszufinden, welche Gedanken und damit verbundenen Gefühle zu diesen unbefriedigenden Ergebnissen geführt haben. Sobald wir herausgefunden haben, welche Gedanken zu den unerwünschten Resultaten in den unterschiedlichen Lebensbereichen geführt haben, können wir anfangen, diese Gedanken Stück für Stück umzuprogrammieren. Die Neuprogrammierung dieser Gedanken wird automatisch unsere Gefühle beeinflussen und somit gleichzeitig unsere Energie verändern. Die dadurch entstehende transformierte Energie wird uns dann schlussendlich dabei helfen, neue Resultate zu manifestieren.

Ohne Bewusstsein keine Veränderung

Erinnerst du dich, wie ich in einem früheren Kapitel erwähnte, dass Tina die Resultate in ihrem Leben selbst gewählt hat? Dass es ihre unbewussten Entscheidungen waren, die ihren Job, ihre Beziehungen, ihre Gesundheit und ihren Körper negativ beeinflussten? Das ist natürlich nicht nur bei Tina so. Nicht nur sie wählt die Ergebnisse in ihrem Leben unbewusst selbst – auch du und ich.

Achtung: Es kann gut sein, dass dein Ego sich jetzt gerade tierisch aufregt und Rumpelstilzchen spielt. Vielleicht hörst du es gerade grantig schreien: »Was, jetzt soll das auch noch alles meine schuld sein?! Was kann ich dafür, wenn ich immer Pech habe?« Du kannst dein Ego jedoch mit gutem Gewissen beruhigen. Denn wenn ich sage, dass wir die Resultate in unserem Leben selbst erschaffen, dann ist das keineswegs eine Schuldzuweisung. Es bedeutet auf einer ganz neutralen und wertfreien Ebene einfach nur, dass die Ergebnisse in unserem Leben etwas mit uns zu tun haben. Es heißt nicht, dass wir daran schuld sind. Es heißt lediglich, dass alles, was gerade in unserem Leben passiert, etwas mit uns zu tun hat, sonst wäre es nicht in unserem Leben.

Es kommt uns zwar oft so vor, als würden die Dinge einfach ohne unser Zutun passieren, das liegt jedoch lediglich daran, dass wir uns über die Gedanken, Gefühle und Handlungen, die uns an einen gewissen Punkt geführt haben, meistens nicht bewusst sind. Solange wir uns über etwas nicht bewusst sind, können wir es auch nicht ändern. Unbewusstsein macht uns handlungsunfähig. Deshalb ist der erste Schritt für jegliche Veränderung immer die Bewusstwerdung. Was ich damit meine, möchte ich dir gern anhand der vier Phasen des Lernens erläutern.

Egal, ob du ein Musikinstrument, eine neue Sportart, eine neue Kompetenz in deinem Arbeitsbereich oder eben eine neue Kompetenz im Umgang mit Essen und deinem Körper lernst, durchläufst du laut dem amerikanischen Psychologen Albert Bandura vier Phasen des Lernens.

Phase 1: Unbewusste Inkompetenz

Die erste Phase ist die unbewusste Inkompetenz. In dieser Phase weißt du entweder noch gar nicht, dass du überhaupt etwas falsch machst, oder du weißt, dass du etwas falsch machst, aber noch nicht, was das genau ist. Du bist unbewusst inkompetent, sprich, du weißt nicht, was du nicht weißt.

Du weißt zum Beispiel nicht, dass es deine inneren Überzeugungen sind, die dich nicht nur in Bezug auf dein Gewicht, sondern generell in Bezug auf dein Glück sabotieren. Du weißt noch nicht, dass deine Gefühle und dein Verhalten sich automatisch verändern, sobald du deine inneren Überzeugungen veränderst.

Bevor Tina während unseres Coachings ihren Glaubenssatz »Ich bin nicht gut genug« aufdeckte, war sie sich nicht darüber bewusst, dass dieser Glaubenssatz sie so viele Jahre in allen Lebensbereichen einschränkte. Sie war unbewusst inkompetent.

Stell dir vor, tief in dir schlummert der Glaubenssatz, niemals abnehmen zu können. Du leidest jedoch so sehr unter deinem Gewicht, dass du trotz der tief verankerten Überzeugung einen weiteren Versuch startest. Mit eiserner Willenskraft und all deiner Disziplin schaffst du es, 5 kg abzunehmen. Eines Tages wiegst du dich und bemerkst, dass du, obwohl du alles so gemacht hast wie immer, wieder ein Kilo zugenommen hast. Statt es als Schwankung abzutun und einfach weiterzumachen, übernimmt just in diesem Moment dein alter Glaubenssatz wieder das Steuer. »Ich hab's doch gewusst, ich kann nicht abnehmen!« Die 5 kg, die du bereits abgenommen hast, haben plötzlich, im wahrsten Sinne des Wortes, gar kein Gewicht mehr.

Du kannst dir die Anzeige auf der Waage in dem Moment wie eine alarmierte Mutter vorstellen, die schreit: »Ich hab's dir doch gesagt, du kannst nicht abnehmen! Du wirst sehen, jetzt geht alles wieder von vorn los.« Das Fatale daran ist, sobald du das denkst, ohne dir bewusst darüber zu sein, dass du das jetzt einfach wieder nur aufgrund deines Glaubenssatzes denkst, geht der ganze Prozess des Zunehmens auch wirklich wieder von vorn los.

Das ist ein typisches Beispiel für Phase 1. Du weißt nicht, dass es dieser eine Gedanke ist, der dich immer wieder im Kreis drehen lässt. Weil dir das nicht bewusst ist, ist dir natürlich auch nicht bewusst, dass dein Gehirn in dem Moment wieder auf die Suche geht, um diese innere Überzeugung mit logischen Begründungen zu untermauern. Deine selektive Wahrnehmung sucht Erklärungen aufgrund deiner bisherigen Erfahrungen.

»Meine Mutter war auch schon übergewichtig, es liegt bei uns einfach in der Familie.«

»Mein Stoffwechsel ist kaputt.«

»Mein Körper ist nicht dafür gemacht, schlank zu sein.«
Usw.

Aus diesen Gedanken leiten sich wiederum Gefühle wie Machtlosigkeit und Demotivation ab, welche dann wiederum dazu führen, dass du aufhörst, es überhaupt weiter zu probieren und dich geschlagen gibst. Anstatt weiterzumachen wie bisher und zu sehen, dass dieser Weg dir bereits ein Minus von 5 kg gebracht hat, machst du jetzt alles wieder wie früher. Weil du wieder alles so machst wie früher, hast du natürlich auch bald wieder dein altes Gewicht. Diese Tatsache bestätigt und verstärkt in dir wiederum deinen ursprünglichen Glaubenssatz »Ich kann nicht abnehmen.«

Wenn du dich nachhaltig verändern möchtest, musst du also dein Bewusstsein und damit deine Kompetenzen erweitern. Denn wenn du immer wieder das Gleiche tust, wirst du immer wieder die gleichen Ergebnisse erzielen. Wenn du immer wieder einfach nur eine Diät machst und nichts an deinen Gedanken und Gefühlen veränderst, wirst du dich immer wieder im Kreis drehen. Das heißt, du solltest dich dafür öffnen, dass es mehr auf dieser Welt gibt, als das, was du mit deinem aktuellen Bewusstseinszustand begreifen kannst. Sobald du dich für diesen Gedanken geöffnet hast, wird deine selektive Wahrnehmung dafür sorgen, dass du Zeichen und Impulse wahrnimmst, die bisher nicht in deinem Aufmerksamkeitsbereich lagen.

Phase 2: Bewusste Inkompetenz

Dass du dieses Buch gerade in den Händen hältst, ist wahrscheinlich schon der Tatsache geschuldet, dass du dich bereits geöffnet hast. Statt des nächsten Diätratgebers hat deine selektive Wahrnehmung dieses Buch in den Fokus deiner Aufmerksamkeit gestellt. Nun liest du darin und erfährst nach und nach wie wichtig die eigenen Gedanken in Bezug auf nachhaltige Veränderung sind. Beim Lesen und bei den Übungen zur Selbstreflektion aus Teil 2 erkennst du plötzlich, dass auch du solche inneren Überzeugungen hast und dass diese der Grund

sein könnten, dass du langfristig beim Abnehmen noch keinen Erfolg hattest. Mit deinem Verstand begreifst du nun das Konzept von Glaubenssätzen und findest alles, was ich hier erkläre, logisch und einleuchtend.
Ab diesem Zeitpunkt bist du in Phase 2 angekommen. Diese Phase spielt eine ganz zentrale Rolle, denn hier erkennst du dein eigentliches Defizit und bekommst eine Vorstellung davon, wie du dieses beheben kannst. Man könnte diese Phase auch Erkenntnisphase nennen. Du erkennst den zugrundeliegenden Fehler und wirst dir über Möglichkeiten der Behebung bewusst.
Bewusstsein allein führt jedoch noch nicht zu einer nachhaltigen Veränderung. Um es nicht bei den Erkenntnissen allein zu belassen, musst du in Phase 3 übergehen.

Phase 3: Bewusste Kompetenz

In dieser Phase wirst du aktiv. Du steckst viel Energie und Zeit in die Erlangung von neuen Fähigkeiten. Du bist fleißig mit Lernen beschäftigt und trainierst neue Denk- und Verhaltensmuster. Du liest zum Beispiel Bücher, machst Coachings, besuchst Seminare oder Workshops, tauschst dich mit Gleichgesinnten aus, hörst Podcasts, schreibst Tagebuch oder lernst zu meditieren. Vieles davon machen wir gemeinsam in Teil 3 »Trainieren – Wer du sein möchtest«. Diese Phase könnte auch »Umsetzungsphase« genannt werden. Hier begreifst du bewusst deinen Fortschritt, von der bewussten Inkompetenz zur bewussten Kompetenz.
Das ist ein gutes Gefühl, das allerdings noch mit vielen Anstrengungen verbunden ist. Du musst wirklich pauken, büffeln und hart trainieren – immer und immer wieder. Das kostet Energie, und ab und zu wirst du auch »Fehler« machen. Denk gern einmal daran zurück, wie es war, als du Schreiben, Fahrradfahren, ein Instrument Spielen, Rechnen oder Autofahren gelernt hast. Hast du diese Dinge vom ersten Tag an perfekt beherrscht? Ich jedenfalls nicht. Bei den meisten Dingen ist uns auch klar, dass Übung den Meister macht. Beim Thema Abnehmen hingegen haben wir ganz oft den Anspruch, dass wir alles von Anfang an perfekt machen müssen. Aber auch hier müssen wir zunächst einmal neue Denk- und Verhaltensweisen trainieren und üben. Und auch hier sind vermeintliche »Fehler« und Rückschläge das Nor-

malste der Welt. Ein Fehler ist ein Hinweis darauf, wie es nicht funktioniert, und ganz oft der einzige Weg, herauszufinden, wie etwas tatsächlich funktioniert.

> *»Erfolg ist ein Gesetz der Serie und Misserfolge sind Zwischenergebnisse. Wer weitermacht, kann gar nicht verhindern, dass er irgendwann auch Erfolg hat.«*
>
> THOMAS A. EDISON

Phase 4: Unbewusste Kompetenz

Erst wenn du in Phase 4 angekommen bist, hast du so viel praktische Erfahrung mit deinen neuen Fähigkeiten gesammelt, dass sie dir in Fleisch und Blut übergegangen sind und du sie jederzeit abrufen kannst. Ohne dass du dich bewusst darauf konzentrieren musst, bist du nun unbewusst kompetent. Das sind die Momente, in denen du dir gar nicht mehr vorstellen kannst, dass du jemals anders gedacht oder gehandelt hast. Du musst beim Gehen nicht mehr aktiv darüber nachdenken, wann du welchen Fuß vor den anderen setzt. Obwohl du wahrscheinlich das Autofahren noch in der Fahrschule als extrem aufregend empfunden hast und dir nicht vorstellen konntest, dass du irgendwann einmal das Schalten, den Schulterblick und das Beachten der Verkehrsschilder aus dem FF beherrschst, laufen diese Prozesse heute ganz von allein ab. Durch die intensive Übung in Phase 3 musst du nun nicht mehr über die Abläufe bewusst nachdenken, sie laufen ganz intuitiv ab.

In Phase 4 hast du alles so sehr verinnerlicht, dass es dich gar keine Mühe mehr kostet. Das ist die Phase, die du auch beim Etablieren eines schlanken Lifestyles erreichen möchtest und auch erreichen kannst, wenn du dir die Chance dazu gibst, indem du in Phase 3 fleißig trainierst. Dann wird das, was sich im Moment noch anstrengend und mühsam anfühlt, schon ganz bald das Normalste der Welt sein.

Wie lange es von Phase 1 bis 4 dauert, hängt davon ab, wie motiviert du bist und mit wie viel Energie und Leidenschaft du in Phase 3 trainierst. Wenn du nicht von ganzem Herzen bereit bist, die körperliche oder geistige Anstrengung auf dich zu nehmen, die ein neues Verhalten erfordert, wirst du dieses Verhalten nicht lange genug ausführen, um es zu einer neuen Gewohnheit zu machen. Denn genau das passiert mit deinem neuen Verhalten: In Phase 4 es wird zu einer Gewohnheit. Man könnte diese Phase also auch »Gewohnheitsphase« nennen.

Podcast Empfehlung
05 | Ändere Dein Inneres und Dein Äußeres ändert sich von allein!

Den Podcast findest du unter dem Namen »Lifestyle schlank« auf allen Podcast-Apps und auf meiner Webseite shinecoaching.de.

Der Zusammenhang zwischen Gewohnheiten und deiner Identität

> *»Wenn Du immer wieder das tust, was Du immer schon getan hast, dann wirst Du immer wieder das bekommen, was Du immer schon bekommen hast.«*
>
> PAUL WATZLAWICK

Wie Gewohnheiten entstehen

Eine Gewohnheit ist ein Verhalten, das wir so oft wiederholt haben, dass es automatisch abläuft. Der Verhaltensforscher Jason Hreha definiert Gewohnheiten wie folgt: »Gewohnheiten sind, einfach gesagt, verlässliche Lösungen für wiederkehrende Probleme in unserem Umfeld.« Was er damit meint, ist, dass immer, wenn wir mit einer neuen Situation konfrontiert werden, unser Gehirn neu entscheiden muss, was es jetzt tut. Wenn wir zum ersten Mal auf ein Problem oder uns unbekannte Situation stoßen, wissen wir meist noch nicht, wie wir diese lösen können. Der Prozess einer Gewohnheitsbildung beginnt deshalb immer mit Versuch und Irrtum.

In dem Moment ist die neurologische Aktivität in unserem Gehirn sehr hoch. Das bedeutet höchste Anstrengung für unser Gehirn. Unmengen an neuen Informationen werden aufgenommen und analysiert. Unter Höchstleistung versucht unser Gehirn, die effektivste Vorgehensweise zu ermitteln. Manchmal findet das Gehirn in diesem Prozess auch per Zufall eine Lösung.

Du bist zum Beispiel gerade sehr gestresst und isst nebenbei einen Schokoriegel, plötzlich wird der Stress durch einen kurzweiligen Dopaminrausch unterbrochen. Dopamin ist unser Glückshormon und wird durch einen erhöhten Insulinspiegel während einer zuckerreichen Mahlzeit vermehrt ausgeschüttet. Das Gehirn ist also am Analysieren und am Forschen und plötzlich stellt sich ganz unverhofft eine Belohnung in Form eines Dopaminrausches ein. Sofort macht sich dein Gehirn daran, die Ereignisse, die der Belohnung vorausgingen, systematisch einzuordnen. »Oh, das war aber angenehm! Wie kam es plötzlich zu diesem angenehmen Gefühl, das mich den Stress für einen Moment vergessen ließ?«

Sobald wir wiederholt mit einem Problem zu tun haben, automatisiert unser Gehirn den Vorgang, mit dem es gelöst werden kann.
Zum Beispiel:

Stress = Problem ⟶ Zucker = Lösung

Unsere Gewohnheiten sind automatisierte Lösungen für Probleme und Belastungen, denen wir regelmäßig ausgesetzt sind. Sie entstehen durch Feedbackschleifen.

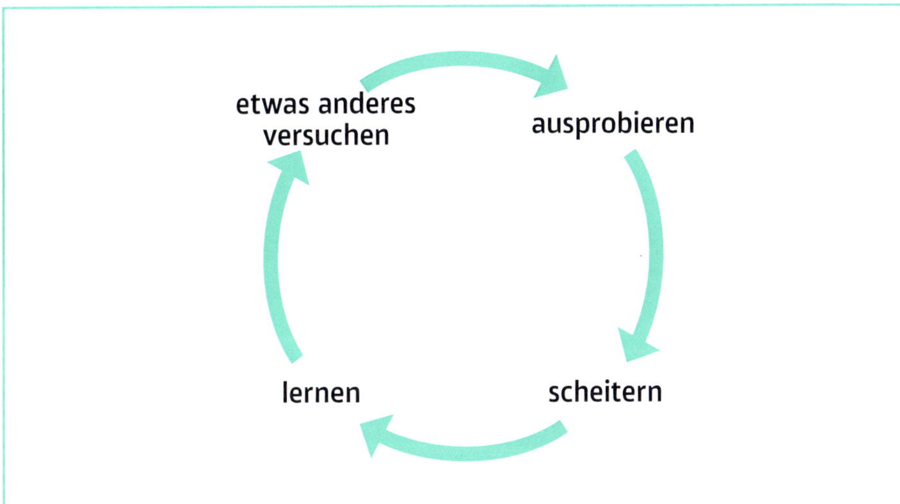

Sobald sich eine Gewohnheit herausbildet, nimmt die Aktivität im Gehirn ab. Das Gehirn lernt, sich auf die Methoden zu konzentrieren, die Erfolg versprechen, und alles andere auszublenden. Wenn in Zukunft eine ähnliche Situation auftritt, weiß es genau, worauf es achten muss. Es muss nicht mehr sämtliche Aspekte analysieren. Es überspringt die Phase von Versuch und Irrtum und stellt stattdessen eine Wenn-Dann-Regel auf, die in ähnlichen Situationen automatisch abgerufen werden kann.
Wenn du gestresst bist, dann hast du nun immer das Bedürfnis, einen Schokoriegel zu essen.

Stress = Problem ⟶ Schokoriegel = Lösung

Einfach ausgedrückt, sind Gewohnheiten Erinnerungen an Vorgehensweisen, die schon einmal zur Lösung eines Problems geführt haben. Wann immer eine ähnliche Situation eintritt, können wir auf eine geistig gespeicherte Lösung zurückgreifen und ohne bewusst etwas dafür zu tun.

Wie du dir vorstellen kannst, ist das Bilden von Gewohnheiten unglaublich nützlich. Unser Gehirn liebt Gewohnheiten, weil es sich dadurch weniger anstrengen muss und seine Energie für neue und unbekannte Situationen wahren kann. Unser bewusster Verstand delegiert deshalb so viele Aufgaben wir möglich an die Ebene des Nicht-Bewusstseins.

Es heißt, dass wir am Tag ca. 20.000 Entscheidungen treffen. Nur 10 % dieser Entscheidungen treffen wir bewusst. 90 % laufen unbewusst ab. Das ist auch gut so, denn stell dir mal vor, wie dein Leben aussehen würde, wenn du am Tag 20.000 Mal bewusst eine Entscheidung fällen müsstest. Wenn du jeden Tag aufs Neue bewusst darüber nachdenken müsstest, welchen Schnürsenkel du beim Schuhe binden zuerst in die Hand nimmst, welches Pedal in deinem Auto die Bremse und welches das Gas ist, ob du mit dem Zähneputzen oben rechts oder unten links beginnen sollst, oder in welchem Rhythmus du atmen oder schlucken solltest. Der Aufwand wäre unvorstellbar.

Viele dieser Gewohnheiten sind also tatsächlich sehr nützlich und erleichtern unser Leben bzw. machen ein unbeschwertes Leben überhaupt erst möglich. Gewohnheiten reduzieren die kognitive Belastung und setzen geistige Kapazitäten frei, sodass wir unsere Aufmerksamkeit anderen Dingen widmen können.

Konstruktive Gewohnheiten fördern außerdem unsere Freiheit. Gute finanzielle Gewohnheiten machen uns zum Beispiel finanziell unabhängig. Gute Gesundheitsgewohnheiten machen uns fit und leistungsfähig. Gute Lerngewohnheiten fördern unsere geistige Weiterentwicklung. Je mehr konstruktive Gewohnheiten wir in unserem Leben etablieren, desto größer wird unsere mentale Freiheit, die wir für freies Denken und unsere Kreativität benötigen.

Wer heute anfängt, gute Gewohnheiten zu etablieren, hat später mehr Zeit für all das, was er gerne haben möchte.
Später!?
Ja. Leider erst später.
Genau das ist der Grund, warum viele von uns keine guten Gewohnheiten etablieren. Die meisten Menschen wollen immer zuerst etwas haben, bevor sie etwas tun. Wir müssen jedoch zuerst lange genug das Richtige tun, damit wir eines Tages automatisch mehr haben. Wir empfinden oft wenig Motivation, kleine Veränderungen zu etablieren, weil sie im gegenwärtigen Moment keine große Rolle zu spielen scheinen. Wenn du die nächsten zwei Tage joggen gehst, bist du immer noch nicht in Topform. Wenn du heute eine Stunde Spanisch lernst, sprichst du morgen immer noch nicht fließend. Wenn du jetzt ein wenig Geld sparst, wirst du trotzdem noch nicht reich sein.
So, wie das Etablieren von Gewohnheiten seine Zeit braucht, zeigen sich auch die Folgen von Gewohnheiten zeitverzögert. Aus diesem Grund fehlt es uns oft an Motivation, neue, gute Gewohnheiten zu etablieren, und auf der anderen Seite gehen wir aus diesem Grund auch fahrlässig mit der Entstehung von schlechten Gewohnheiten um. Wenn du heute ein bisschen Schokolade isst, wird sich das nicht gleich heute Abend auf der Waage bemerkbar machen. Trägst du heute eine schwere Kiste, wirst du nicht sofort einen Bandscheibenvorfall erleiden. Kümmerst du dich heute um die Bedürfnisse von allen Menschen, außer um deine eigenen, wirst du nicht daran kaputtgehen.
Einzelne Entscheidungen lassen sich leicht als unwichtig abtun. Wenn wir diese Entscheidungen jedoch Tag für Tag wiederholen, weil sie zu unbewussten Gewohnheiten geworden sind, über die wir nie wieder bewusst reflektieren, dann potenzieren sich diese scheinbar unbedeutenden Entscheidungen zu fatalen Ergebnissen. Die unendlich vielen kleinen Entscheidungen, die wir im Laufe unseres Lebens treffen, entscheiden darüber, wie unser Leben verläuft. Sie entscheiden nicht nur darüber, welche Fähigkeiten wir erlernen, sondern auch darüber, wie sich unser Charakter entwickelt. Unsere Gewohnheiten entscheiden darüber, wer wir sind, was wir können und was wir nicht können.

Podcast Empfehlung
02 | »Wie Gewohnheiten entstehen und was ein neuer Lifestyle mit der Lösung zu tun hat!«

Den Podcast findest du unter dem Namen »Lifestyle schlank« auf allen Podcast-Apps und auf meiner Webseite shinecoaching.de.

Wie deine Identität entsteht

> *»Die beste Gewohnheit, die wir aufgeben können, ist unser gewohntes ICH.«*
>
> WAYNE DYER

Warum fällt es uns so schwer, schlechte Gewohnheiten wie ungesunde Ernährung, zu viel Fernsehen, das Aufschieben von Pflichten oder den übermäßigen Konsum von Social Media aufzugeben? Und noch schwerer, gute Gewohnheiten wie Sport, Meditieren, Tagebuchschreiben und Spazierengehen zu etablieren? Die Antwort lautet: Weil wir versuchen, das Falsche zu ändern!

Veränderung sollte auf drei Ebenen stattfinden, wobei die meisten Menschen sich immer nur auf zwei konzentrieren. Die erste Ebene ist die Veränderung der Ziele, zum Beispiel X Kilogramm abnehmen, X Kilogramm Muskelmasse aufbauen, eine Beförderung, ein Buch veröffentlichen, einen Wettkampf gewinnen.

Die zweite Ebene ist die Veränderung der Vorgehensweise. Hier geht es darum, die Verhaltensweisen auf eine Art und Weise zu ändern, sodass sie schlussendlich zu den gesetzten Zielen führen. Zum Beispiel das Einhalten eines Ernährungsplans, das Trainieren im Fitnessstudio, das Bewerben um eine höhere Position oder das Etablieren einer Schreibroutine.

Die dritte und wichtigste, jedoch meist vernachlässigte Ebene der Veränderung, ist die Veränderung der eigenen Identität. Das Ablegen von Glaubenssätzen über uns selbst und darüber, was in der Welt um uns herum möglich ist.

Ziele sind das, was wir erreichen. Vorgehensweisen sind das, was wir tun. Die Identität ist das, was wir glauben und deshalb sind. Die meisten Menschen konzentrieren sich bei einer Veränderung auf das, was sie erreichen wollen. Dadurch entstehen zielorientierte Gewohnheiten. Ein Ziel zu erreichen, ändert das Leben jedoch immer nur kurzfristig. Viel wichtiger und effektiver ist es, identitätsbasierte Gewohnheiten aufzubauen, bei denen wir uns vor allem darauf konzentrieren, wer wir werden möchten. Wichtiger als zum Beispiel die Zahl auf der Waage zu verändern, ist es, die Persönlichkeitsmerkmale zu ändern, die das Plus auf der Waage verursacht haben.

BEISPIEL

Stell dir vor, Claudia und Sylvia sind gerade dabei, mit dem Rauchen aufzuhören, als ihnen jemand unverhofft eine Zigarette anbietet.
Claudia antwortet: »Nein danke, ich bin gerade dabei, mir das abzugewöhnen.«
Sylvia antwortet: »Nein danke, ich bin Nichtraucherin.«
Claudias Antwort ist vernünftig, zeigt jedoch, dass sie selbst noch nicht ganz davon überzeugt ist, dass sich ihr Verhalten ändern wird. Sylvia hingegen hat schon die Identität einer Nichtraucherin übernommen. Ihre Aussage ist stark und zeigt, dass sie fest davon überzeugt ist, mit dem Rauchen aufzuhören.

Es ist menschlich, dass wir beim Ändern unserer Gewohnheiten meistens zielorientiert denken. Wir denken »Ich will schlank sein (Ziel), und wenn ich diese Diät durchhalte, werde ich schlank (Vorgehensweise).«
Wir setzen uns Ziele und suchen nach Wegen, wie wir diese erreichen können. Ohne jedoch die Überzeugungen zu ändern, die unbewusst unser Handeln bestimmen, werden wir uns niemals langfristig ändern können. Viele unserer inneren Überzeugung stehen nämlich im Widerspruch zu unserem neuen Verhalten und ein Verhalten, das nicht mit dem eigenen Selbstbild vereinbar ist, wird niemals von Dauer sein.
Vielleicht wärst du gern schlank, solange du jedoch die Essgewohnheiten, die dich davon abhalten, schlank zu sein, als Teil von dir siehst, wirst du niemals schlank werden. Vielleicht wärst du gern sportlich, solange du dich selbst jedoch als unsportliche Couchpotato betrachtest, wird die Bequemlichkeit dich immer wieder besiegen. Vielleicht wärst du gern reich, solange dir jedoch Konsum wichtiger ist als Leistung wirst du weiterhin mehr ausgeben als verdienen.

Gewohnheiten lassen sich kaum verändern, solange die grundlegenden Überzeugungen, die für das bisherige Verhalten verantwortlich sind, gleichbleiben. Wir haben dann zwar ein Ziel und auch einen Plan, wie wir das Ziel erreichen, haben jedoch nicht geändert, wer wir sind.

BEISPIEL

Zu Beginn unseres Coachings verfolgte Tina das Ziel 10 kg abzunehmen und sich beruflich neu zu orientieren. Zu dieser Zeit aß Tina nach einem bestimmten Ernährungskonzept und nahm nicht mehr als 1000 Kalorien am Tag zu sich.
Sie verfolgte also bereits eine Vorgehensweise, um ihr Ziel zu erreichen. Dieses Ziel und diesen Plan verfolgte sie allerdings schon seit über fünf Jahren, mit dem Resultat, dass sie immer ein paar Kilos abnahm, um diese gleich darauf wieder zuzunehmen.
Ihre Veränderung war zielorientiert (-10 kg) und planorientiert (Kalorienzahl von 1000 nicht übersteigen). Ihre Identität hatte sich bisher jedoch nicht verändert. Genau das war auch der Grund, warum sie sich all die Jahre nie langfristig verändert hatte und nach ein paar verlorenen Kilos wieder zunahm. Ihre Überzeugung, nicht gut genug zu sein, war es, die all ihre Versuche **unbewusst** *immer wieder sabotierte.*
Erst als wir an dieser Überzeugung arbeiteten und Tina im Coaching zu der Erkenntnis gelangte, dass ihr Leben wertvoll ist, fing sie an, sich und ihr Leben aus einer neuen Perspektive zu betrachten. Aus dieser Perspektive gestand sie sich zum ersten Mal ein, dass sie es verdient hatte, gesund und schlank zu sein. Erst jetzt etablierte sie Vorgehensweisen, die nicht nur dazu führten, dass sie kontinuierlich abnahm, sondern gleichzeitig auch dafür sorgten, dass sie neue, langfristige Gewohnheiten aufbaute. Ihre bisherige Vorgehensweise, sich mit einem Maximum von 1000 Kalorien am Tag zu restriktiveren, war nämlich nicht etwas, das sie dauerhaft zu ihrem Lifestyle machen konnte. Im Gegenteil, diese brutale Vorgehensweise war unbewusst wieder einmal eine Bestätigung, dass sie es sich nicht wert war, einen weniger qualvollen Weg zu finden.

Doch damit war jetzt Schluss. Sie erhöhte den Kalorienbedarf, so dass sie zwar ein kleineres Defizit erreichte, jedoch nicht an Hunger leiden musste. Diese Vorgehensweise hatte außerdem den Vorteil, dass sie bereits in der Phase des Abnehmens die Gewohnheiten trainieren konnte, die sie auch später beibehalten würde, wenn sie ihr Gewicht halten wollte. Dies war mit ihrem vorherigen restriktiven Vorgehen gar nicht möglich gewesen. Denn durch die starke Kalorienreduzierung war sie auf Nahrungsmittel und Routinen angewiesen, die sie nach einer Abnahme niemals freiwillig beibehalten hätte. Infolgedessen hatte sie bisher nie Gewohnheiten trainiert, die sie dauerhaft schlank halten würden.

Nun aber glich ihr Lifestyle dem einer gesunden und schlanken Person, die sich selbst und ihr Leben als wertvoll erachtet. Diese Veränderung war ein großer Wendepunkt in ihrem Leben, der auch die positive Veränderung anderer Lebensbereiche mit sich brachte. So verweilte sie auch nicht länger in dem Job, der sie unglücklich machte, und wählte auch die Beziehungen in ihrem Leben unter neuen Gesichtspunkten aus. Vor der Veränderung ihrer inneren Überzeugung führte sie den Lifestyle einer Person, die niemals gut genug war. Phasenweise nahm sie durch starke Willenskraft und Disziplin immer wieder ein paar Kilos ab, doch sie identifizierte sich so stark mit der Tina, die nicht gut genug ist, dass ein gesunder und schlanker Körper absolut im Widerspruch zu ihrem Selbstbild stand.

Forschungen haben gezeigt, dass Menschen, die von einem bestimmten Aspekt ihrer Identität überzeugt sind, immer gemäß dieser Überzeugung handeln. Sie haben das unbewusste Bedürfnis, dieser Identität treu zu bleiben. Sie bewegen sich in Phase 1, der unbewussten Inkompetenz, und folgen blind den Regeln und Normen, die mit ihrer Identität einhergehen. Wenn man sich etwas jahrelang einredet, wie zum Beispiel »Ich bin nicht gut genug«, »Ich bin nicht liebenswert« oder auch vermeintlich kleinere Aspekte wie »Ich bin ein Morgenmuffel« oder »Ich kann mit Technik nichts anfangen« ist es schwer, entgegen diesem Selbstbild zu agieren. Im Laufe des Lebens lehnen wir unbewusst Dinge ab, die nicht zu unserem Selbstbild passen.

»Hey, hast du Lust, morgen früh mit zum Sport zu kommen?« – »Nein danke, ich bin ein Morgenmuffel.«

»Du solltest unbedingt dein Angebot auf einer Webseite platzieren, damit mehr Menschen auf deine Arbeit aufmerksam werden.« – »Nein danke, ich kann mit Technik nichts anfangen.«

Wir verspüren ein großes Bedürfnis, dem eigenen Selbstbild zu entsprechen, und uns so zu verhalten, wie es zu den eigenen Überzeugungen passt. So achten wir immer sorgfältig darauf, uns selbst nicht zu widersprechen. Der Identitätskonflikt ist das größte Hindernis für positive Veränderungen. Wir können viele Gewohnheiten als sinnvoll erachten, wenn sie jedoch unserer Identität widersprechen, werden wir sie nicht dauerhaft umsetzen. Dann fangen wir an, Ausflüchte zu suchen: Ich habe keine Zeit, mich gesund zu ernähren oder Sport zu treiben, ich bin zu müde, zu gestresst, ich brauche einfach Zucker, um fit zu bleiben etc. An Kreativität für Ausreden mangelt es uns selten. In Wahrheit setzen wir die neuen Gewohnheiten jedoch nicht um, weil unser Selbstbild uns im Weg steht. Deshalb dürfen wir niemals zu sehr an eine bestimmte Version unserer Identität festhalten. Persönliche Weiterentwicklung ist nur möglich, wenn wir ständig, also immer und immer wieder an unseren Überzeugungen arbeiten und unsere Identität zu unseren Gunsten ausbauen.

So wie wir nämlich unbewusst einem negativen Selbstbild gerecht werden wollen, funktioniert das Ganze natürlich auch andersherum. Jemand, der sich selbst als Sportler sieht, muss sich nicht zum Training überwinden. Einer Nichtraucherin fällt es nicht schwer, eine Zigarette abzulehnen. Einem Vegetarier fällt es nicht schwer, auf Fleisch zu verzichten. Einer Schriftstellerin fällt es nicht schwer, zu schreiben und einer schlanken Person fällt es nicht schwer, das Richtige zu essen. Wenn Verhalten und Identität übereinstimmen, ist es ganz leicht, das Richtige zu tun.

Hinzu kommt, je stolzer du auf einen bestimmten Aspekt deiner Identität bist, desto größer ist deine Motivation, die damit verbundenen Gewohnheiten beizubehalten. Wenn du stolz auf deine Muskeln bist, gehst du gern jede Woche ein paar Stunden trainieren. Wenn du stolz auf deine Texte bist, sitzt du gern jeden Tag ein paar Stunden an deinem Laptop.

Wenn deine selbstgemalten Bilder dich mit Stolz erfüllen, wirst du Zeit zum Malen finden. Wenn du stolz auf deinen neuen Körper bist, wirst du gern auch mal nein zu einem zweiten Stück Kuchen sagen. Unser Stolz ist ein unendlich großer Motivator, der alles daransetzt, dass wir unsere Gewohnheiten beibehalten.

Podcast Empfehlung
03 | »Die Macht einer Entscheidung«

Den Podcast findest du unter dem Namen »Lifestyle schlank« auf allen Podcast-Apps und auf meiner Webseite shinecoaching.de.

Wie sich deine Identität von deinen Gewohnheiten ableiten lässt

> *»Achte auf deine Gedanken, denn sie werden Worte. Achte auf deine Worte, denn sie werden Handlungen. Achte auf deine Handlungen, denn sie werden Gewohnheiten. Achte auf deine Gewohnheiten, denn sie werden dein Charakter. Achte auf deinen Charakter, denn er wird dein Schicksal.«*
>
> *Talmud*

Unsere Identität ist das Produkt aller inneren Überzeugungen, die wir auf uns selbst beziehen. In den vorherigen Kapiteln haben wir bereits darüber gesprochen, wie unsere inneren Überzeugungen unsere Gefühle und unser Verhalten beeinflussen. Dementsprechend beeinflussen sie natürlich auch unsere Gewohnheiten. Aus diesem Grund können wir unsere Identität gewissermaßen von unseren Gewohnheiten ableiten. Ein Mensch, der jeden Tag seine Wohnung putzt, verkörpert zum Beispiel die Identität eines ordentlichen Menschen. Jemand, der jeden Tag Musik macht, verkörpert die Identität eines musikalischen Menschen. Ein Mensch, der jeden Tag trainiert, verkörpert die Identität eines sportlichen Menschen. Je häufiger wir ein Verhalten wiederholen, umso mehr stärken wir das damit verbundene eigene Selbstbild.

Das Wort Identität stammt ursprünglich aus dem Lateinischen »essentitas« für Sein und »identidem«, immer wieder, zum wiederholten Male, wiederholt, und »identitas« für Dasselbe, Gleichheit, völlige Übereinstimmung. Unsere Identität ist demnach unser »wiederholtes Sein«. Das, was wir jeden Tag wiederholt tun, beweist uns täglich, wer wir sind. Wer jeden Tag bei Wind und Wetter trainieren geht, beweist damit, sportlich zu sein. Wer jahrzehntelang kein Fleisch isst, beweist damit, Vegetarier:in zu sein. Wer jeden Tag an einem Buch schreibt, beweist damit, Autor:in zu sein. Je mehr Beweise es für eine Überzeugung gibt, desto stärker festigt sich das Selbstbild.

Das Ganze gilt natürlich leider auch für schlechte Gewohnheiten: Wer jeden Tag große Mengen an Fast Food und Süßigkeiten isst, beweist sich damit, ungesund und übergewichtig zu sein. Wer sich jahrzehntelang nicht bewegt, beweist sich damit, unsportlich zu sein. Wer jeden Tag raucht, beweist sich damit, Raucher:in zu sein. Aufgrund der ständigen Wiederholung sind es unsere Gewohnheiten, die unser Selbstbild am stärksten prägen.

Natürlich prägen uns auch einzelne Erfahrungen, aber eben nicht so stark wie die, die wir jeden Tag wiederholen. Wenn wir nur zweimal im Jahr Tennis spielen, sehen wir uns noch lange nicht als Tennisspieler:in. Wenn wir im Urlaub einmal einen Surfkurs belegen, sehen wir uns selbst noch lange nicht als Surfer:in. Je öfter wir diese Aktivitäten jedoch wiederholen, desto mehr Beweise sammeln wir und desto mehr sehen wir diese Aktivitäten als Teil unserer Identität.

Unsere Persönlichkeit entwickelt sich also nicht mit einem Knall, sondern ganz allmählich. Genauso können wir unsere Identität auch nicht von heute auf morgen verändern. Vielmehr verändern wir uns Schritt für Schritt, Tag für Tag, Gewohnheit für Gewohnheit. Mit jeder neuen Erfahrung haben wir die Möglichkeit, diese zu einer Gewohnheit zu machen und damit die Chance, unsere Identität neu zu gestalten.

Wenn du heute anfängst, Klavier zu spielen, bist du vielleicht irgendwann ein/e Pianist:in. Wenn du heute anfängst, jeden Tag ein paar Minuten Sport zu treiben, bist du irgendwann ein/e Sportler:in. Wenn du heute anfängst, jeden Tag eine Seite zu schreiben, bist du vielleicht irgendwann ein/e Autor:in.

BEISPIEL

Ich selbst bin auch nicht als Autorin geboren. Ehrlich gesagt hätte ich niemals gedacht, dass ich jemals Autorin werden könnte. Im Deutschunterricht gehörte ich immer eher zum Mittelmaß. Aufsätze zu schreiben, machte mir Spaß, aber die Rechtschreibung und Zeichensetzung gehören bis heute nicht zu meinen Stärken. Dennoch hatte ich eines Tages eine Vision. Die Erfolge, die meine Klienten in unseren 1 zu 1 Coachings erzielten, weckten in mir das Bedürfnis, meine »Lifestyle schlank« Coaching-Methode mehr als nur den Menschen in meiner Heimatstadt zugänglich zu machen.

Die erste Idee, die mir in den Sinn kam, um Menschen außerhalb meiner Heimat zu erreichen, war ein Buch zu schreiben. Das erste Mal, als diese Idee in mir aufkam, verwarf ich sie jedoch sofort. Ich ein Buch schreiben? Was zur Hölle ist los mit mir? Bin ich jetzt übergeschnappt? Größenwahnsinnig? Ich bin doch keine Autorin! Welche Autorin hat eine Rechtschreibschwäche? In mir sprudelte es vor Selbstzweifeln und inneren Überzeugungen, die mir nicht einmal erlaubten, davon zu träumen, geschweige denn, jemandem von meiner Idee zu erzählen. Nichtsdestotrotz holte die Idee mich immer wieder ein. Der Wunsch, anderen Menschen mit meiner Arbeit zu helfen, war einfach riesengroß und es mangelte mir an Kreativität, wie ich ohne ein Buch mehr Menschen erreichen könnte.

Irgendwann erlaubte ich es mir einfach, anzufangen. So schrieb ich jeden Tag ein bisschen und mit jedem Tag machte es mir mehr Spaß. Mit jedem Satz, den ich schrieb, wuchs in mir die Überzeugung, das Richtige zu tun.

Als der letzte Satz geschrieben war, dachte ich »Wow, ICH habe ein Buch geschrieben! Das gibt es doch gar nicht!« Doch wer sollte das Buch jetzt lesen? Ein Word-Dokument auf meinem Laptop machte aus mir leider immer noch keine Autorin. Also fasste ich erneut all meinen Mut zusammen und schickte das fertige Manuskript an fünf große deutsche Verlage. Nur um ein paar Wochen später fünf Absagen auf dem Tisch zu haben. Autsch! Der Umgang mit diesem Rückschlag war jedoch ein Schlüsselmoment in meinem Leben. Wäre ich zu diesem Zeitpunkt immer noch davon überzeugt gewesen, dass ich nicht gut genug sei,

um eine Autorin zu werden oder dass mein Buch keinen Mehrwert bietet, hätte ich genau in diesem Moment aufgegeben. Ich hätte mich zu 100 % in diesen negativen Überzeugungen bestätigt gefühlt: »Siehst du, Julia, wusste ich's doch! Was hast du dir bloß dabei gedacht? Du bist einfach keine Autorin! Das hast du jetzt davon!«
Aber … während ich mein Buch schrieb, entwickelte sich in mir zum Glück eine neue Überzeugung. Mit jeder Zeile, die ich schrieb, wuchs in mir das Bewusstsein, dass es wichtig ist, meine Erfahrung, mein Wissen und meine Methode mehr Menschen zugänglich zu machen. Und so war ich irgendwann fest davon überzeugt, dass mein Buch Menschen helfen könnte.
Diese Absagen waren also für mich kein Grund mehr, aufzugeben. Statt die Absagen als Bestätigung für mein Versagen zu verstehen, dachte ich in diesem Moment lösungsorientiert. Hatte ich vielleicht die falschen Verlage angeschrieben? Gab es vielleicht etwas, das ich an meinem Anschreiben ändern konnte, um die Verlage besser von meinem Buch zu überzeugen? Sollte ich vielleicht den Titel des Buches noch einmal überdenken? So entschloss ich mich, mein Manuskript und das Anschreiben noch etwas zu überarbeiten und weitere 15 Verlage anzuschreiben. Und siehe da, plötzlich hatte ich sechs Zusagen und musste mich nur noch für einen Verlag entscheiden.

Seit diesem Tag bin ich Autorin und du liest gerade mein zweites Buch! Das finde ich immer noch unglaublich und komplett verrückt. Ich bin jedoch überglücklich, dass ich mir selbst erlaubt habe, diesen Weg zu gehen, und meine Identität um diesen Aspekt erweitert zu haben.
Auch du kannst deine Identität um jeden Aspekt erweitern, wenn du bereit bist, die Schritte zu gehen, die es dafür braucht. Als Coach und Mentaltrainerin bin ich großer Fan von der Macht des positiven Denkens und von Mentalübungen wie der Visualisierung. Dennoch ist es wichtig, zu verstehen, dass das nur ein Teil vom großen Ganzen ist. Damit fängt alles an, aber damit passiert nichts, wenn wir nicht ins Handeln kommen. Die ganzen Ratgeber, die behaupten, du musst es dir nur vorstellen, dann passiert es, sind meiner Meinung nach leider auf dem Holzweg. Wenn du dir einfach nur etwas vorstellst und dann nichts tust, wird auch nichts

passieren. Deine Vorstellungskraft und deine Fähigkeit, zu visualisieren können dich dabei unterstützen, das Richtige zu tun, damit sind sie ein ganz elementarer Teil der Veränderungsarbeit – aber eben nicht alles! Das kannst du dir ein bisschen so vorstellen, als möchtest du ein Haus bauen und dafür zwar einen Plan entwirfst, jedoch nie anfängst, die Steine aufeinanderzulegen. Du brauchst den Plan, um dir vorstellen zu können, wie das Haus aussehen wird, welche Materialien du kaufen musst und wie du welche Steine aufeinander bauen musst, aber ohne, dass du anfängst, das auch wirklich zu tun, wird kein Haus entstehen. Wenn du den Schritt »Handeln« weglässt, wird leider gar nichts passieren.
Das ist jedoch der Schritt, den die meisten Menschen vermeiden, weil es eben auch der anstrengendste ist. Wenn du dich verändern willst, musst du dir klarmachen, ob du bereit bist, etwas dafür zu tun. Du musst dir darüber bewusstwerden, ob du bereit bist, die Schritte zu gehen, die es dafür braucht. Bist du bereit, durch die zuvor beschriebene Phase 3 des Lernens hindurchzugehen?
Wenn du bereit bist, solltest du außerdem jeden Tag Freude dabei empfinden, denn jeder Tag, an dem du das Richtige tust, macht dich ein Stückchen mehr zu dem Menschen, der du sein willst. Die Summe aus jeder Minute, jeder Stunde, jedem Tag ist am Ende dein ganzes Leben. Jedes Mal, wenn du eine Verhaltensweise ausübst, die dich deinem Ziel näherbringt, trainierst du eine neue Gewohnheit, die dich irgendwann zu einem neuen Menschen machen wird. Jede einzelne Handlung ist wichtig, weil sie das Fundament für dein neues Ich darstellt.
Wenn du dich langfristig verändern möchtest, sind oft gar keine extremen Änderungen erforderlich, viel wichtiger sind die kleinen, kontinuierlichen Veränderungen. Es sind die unscheinbaren neuen Verhaltensweisen, bei denen du täglich versuchst, eine klitzekleine Verbesserung zu erzielen, die dich zu einem neuen Menschen macht. Die Person, die du jetzt bist, änderst du also am einfachsten, wenn du Stück für Stück änderst, was du tust.
Jedes Mal, wenn du dich ein bisschen mehr bewegst als gestern, macht dich das langfristig zu einem Sportler oder einer Sportlerin. Jedes Mal, wenn du ein Stück weniger Schokolade isst als gestern, macht dich das langfristig zu einem schlanken Menschen. Jedes Mal, wenn du ein bisschen dankbarer für das bist, was du hast, macht es dich langfristig zu einem erfüllten Menschen.

Podcast Empfehlung
44 | »Wer möchtest du in dieser Welt sein?«

Den Podcast findest du unter dem Namen »Lifestyle schlank« auf allen Podcast-Apps und auf meiner Webseite shinecoaching.de.

Wie du durch minimale Veränderungen deiner Gewohnheiten dein Selbstvertrauen stärkst

Die Schritt für Schritt-Vorgehensweise führt nicht nur zu neuen und besseren Ergebnissen, sondern vermittelt dir auch etwas anderes essentiell Wichtiges: Selbstvertrauen. Denn jedes Mal, wenn du das Richtige tust, lieferst du deinem Gehirn Beweise dafür, dass du dich verändern kannst, und so ändert sich auch allmählich die Geschichte, die du dir selbst über dich erzählst. Sobald du durch dein neues Tun genügend Beweise gesammelt hast, entstehen in dir neue Überzeugungen über dich selbst und über das, was in der Welt um dich herum möglich ist.

Das Voranschreiten in kleinen Schritten ist deshalb so wichtig, weil gerade am Anfang eines Veränderungsprozesses deine alten Überzeugungen über dich selbst noch sehr stark verankert sind und dich kleine Rückschläge aufgrund dessen schnell ins Wanken bringen können. Nimmst du dir zu viel vor, fühlst du dich schnell überfordert. Erinnerst du dich, als ich dir erzählte, dass es in Phase 3 des Lernens ganz normal ist, »Fehler« zu machen? Phase 3 ist die Umsetzungsphase, in der du neue Verhaltensweisen übst und trainierst. Und wie bei allem, dass du neu lernst, gehören Fehler mit dazu. Wenn wir uns allerdings überfordern, weil wir uns zu viel vornehmen, machen wir meist mehr Fehler als unbedingt notwendig. Mit einer erhöhten Fehlerquote steigt hingegen das Risiko, die Motivation zu verlieren und schlussendlich dem Schwarz-Weiß-Denken zu verfallen.

Selbstvertrauen bedeutet, sich selbst zu vertrauen. Wenn wir uns das ganze Leben lang immer wieder Dinge vornehmen, um sie dann doch nicht zu tun, schwächen wir damit unser Selbstvertrauen. Dieses Selbstvertrauen muss anschließend erst einmal Schritt für Schritt wieder aufgebaut werden. Der häufigste Grund, warum Menschen ihre eigenen Versprechen immer und immer wieder brechen, ist, dass sie bei der Veränderung lediglich ziel- oder planorientiert vorgehen und nichts an den darunter liegenden Überzeugungen ändern. Aufgrund ihrer negativen

Grundüberzeugungen nehmen sie sich häufig Dinge vor, die zum Scheitern verurteilt sind.
So wie sich Tina beispielsweise vornahm nur noch 1000 Kalorien pro Tag zu essen. Dieser Plan konnte keine dauerhafte Veränderung mit sich bringen, weil er gar nicht langfristig umsetzbar ist. Kein Mensch hält es auf Dauer aus, nur 1000 Kalorien am Tag zu essen. Natürlich wird Tina mit diesem Plan immer wieder an ihre Grenzen kommen und aus diesem Grund ihr Versprechen regelmäßig brechen. Dieses »Scheitern« wird sie jedoch nicht auf den unrealistischen Plan zurückführen, sondern auf ihre innere Überzeugung, nicht gut genug zu sein. Damit schwächt sie ihr ohnehin schon mangelndes Selbstvertrauen noch mehr. Deshalb ist es wichtig, sich realistische Dinge vorzunehmen und in kleinen, feinen, kontinuierlichen Schritten voranzuschreiten und dabei Schritt für Schritt das Selbstvertrauen und die neue Identität zu stärken.
Ich habe dir ja vorhin erzählt, wie ich zur Autorin wurde, und vielleicht erinnerst du dich, wie ich diesen Prozess als Schlüsselerlebnis beschrieb. Denn dieser Prozess hat meine Meinung über mich und darüber, wer ich werden kann, für immer verändert. Wenn aus der ganz gewöhnlichen Julia eine Autorin werden konnte, was konnte dann noch alles aus ihr werden? Wenn ich das erreichen konnte, was konnte ich dann noch erreichen?
Ich wollte damals ein Buch schreiben, um meine Arbeit mehr Menschen zugänglich zu machen. Diese Intention hatte sich mit der Veröffentlichung meines ersten Buches bereits erfüllt. Eines Tages hörte ich jedoch einen Podcast, in dem eine Dame von ihrer Arbeit als Coach berichtete und erzählte, dass sie nicht, so wie ich 1 zu 1 coachte, sondern in Form eines Online-Programms. Ich wusste bis dato nicht, was ein Online-Programm ist und wollte unbedingt herausfinden, was diese Dame damit meinte. Sofort rief ich ihre Webseite auf und informierte mich über ihr Programm. Um mir wirklich ein Bild machen zu können, reichten die Informationen auf der Webseite nicht aus. Um wirklich zu verstehen, wie ein Online-Programm aufgebaut ist, meldete ich mich sogar bei ihrem Programm an.
Als ich mich schließlich einloggte, war ich unfassbar begeistert von den vielen Möglichkeiten eines Online-Programms. Der Mitgliederbereich war wie die digitale Form der Unterlagen, die meine Klient:innen nach jeder Session oder nach jedem Workshop von mir persönlich ausgedruckt mit nach Hause nehmen durften. Dazu kamen Videos mit Coaching-Input und Audio Mentalübungen zum Download.

Ich war fasziniert und beeindruckt und dachte darüber nach, wie viele Menschen ich mit dieser Form des Coachings unterstützen könnte. So entstand der Wunsch in mir, auch ein Online-Programm anzubieten. Das Problem war nur, dass ich bis dahin dachte, in Sachen Technik eine absolute Niete zu sein. Deshalb grübelte ich, wer mir bei der Umsetzung eines solchen Programms behilflich sein könnte. Als erstes rief ich den Mann meiner Mutter an, der mir bereits bei der Gestaltung meiner Webseite geholfen hatte. Er hatte zwar mehr Ahnung von Technik als ich, war mit der Programmierung eines Online-Programms jedoch auch restlos überfragt. Enttäuscht legte ich auf und überlegte weiter. Wie hatte es bloß die besagte Dame geschafft, ihr Programm aufzubauen? Ich recherchierte noch mal im Internet, um mehr über sie und ihre Firma zu erfahren. Als ich die GmbH hinter ihrem Unternehmen googelte, sah ich, dass sie bereits 20 Mitarbeiter engagiert hatte, und schlussfolgerte, dass man nur als großes Unternehmen mit viel Kapital so etwas wie ein Online-Programm aufbauen könnte.
So warf ich die Idee von einem eigenen Online-Programm erst mal über Board. Doch etwas in mir ließ mich nicht in Ruhe. Ich konnte nicht aufhören, davon zu träumen, ein solches Programm zu erschaffen. Ich dachte darüber nach, welche Menschen in meinem Umfeld sich gut mit Technik auskannten und musste an Lorena, die beste Freundin meiner Schwester, denken. Sie war immer fit in Sachen Technik und wurde dementsprechend in meiner Familie oft dazu befragt. Lorena arbeitete jedoch in einer Festanstellung und hatte sicher keine Zeit, mit mir ein solches Projekt umzusetzen. Während ich diesen Gedanken zu Ende dachte, kam mir plötzlich eine Frage in den Sinn: Was unterscheidet eigentlich Lorena und mich? Warum war sie technisch bewandert und ich nicht? Die erste Antwort, die mir dazu in den Kopf stieg, war:
»Manchen Menschen ist so etwas halt einfach in die Wiege gelegt.«
Just in dem Moment, an dem ich diesen Gedanken beendet hatte, schämte ich mich schon dafür. Ich bin Life Coach und beschäftige mich jeden Tag mit Persönlichkeitsentwicklung und weiß ganz genau, dass niemandem einfach so etwas in die Wiege gelegt wird. Ich suchte also weiter nach einer Begründung, die wahrscheinlicher war. Plötzlich traf mich die Erkenntnis wie ein Blitz:
→ Lorena beschäftigte sich regelmäßig mit Technik. – Ich nicht!

Das wars! Ich hatte gerade eine innere Überzeugung von mir aufgedeckt, die ich mir selbst jahrelang immer wieder bestätigt hatte. Aus irgendeinem Grund, wahrscheinlich, weil ich es immer als langweilig betrachtet hatte, habe ich mich nie mit technischen Dingen auseinandergesetzt. Daraus entstand irgendwann der Glaubenssatz, nicht gut in technischen Angelegenheiten zu sein. Ich betrachtete mich selbst als technische Niete und diese Überzeugung beeinflusste unbewusst meine Entscheidungen und mein Verhalten. Aufgrund dieser Überzeugung gab ich mir nie selbst die Möglichkeit, mich vom Gegenteil zu überzeugen. Sobald in meinem Leben irgendetwas Technisches erledigt werden musste, suchte ich immer sofort nach Hilfe. Ich überlegte gar nicht erst, ob ich selbst versuchen sollte, eine Lösung zu finden. Doch damit war jetzt Schluss!

Ich liebe diesen Moment, wenn ich selbst merke, dass ich gerade von Phase 1, der unbewussten Inkompetenz (Ich weiß gar nicht, was ich falsch mache), in die bewusste Inkompetenz gelange (Erkenntnis: Nicht gut in technischen Angelegenheiten zu sein ist lediglich ein Glaubenssatz). Ich beschloss sofort in Phase 3 überzugehen und alles dafür zu tun, diesen Glaubenssatz aufzulösen und mich vom Gegenteil zu überzeugen. Augenblicklich fing ich an, mich mit allen technischen Aspekten, die ich benötigte, um ein Online-Programm zu erschaffen, auseinanderzusetzen. Ich schaute endlos viele Tutorials bei YouTube und besuchte selbst einen Onlinekurs darüber, wie man so etwas technisch aufbaute.

In diesem Kurs wurde mir dann zusätzlich bewusst, dass ich nicht nur das Programm aufbauen musste, sondern auch alles drum herum. So besorgte ich mir eine Videokamera, ein Videoschnittprogramm, technisches Equipment für Audioaufnahmen, ein Audioschnittprogramm, ein Newsletterprogramm, ein Grafikprogramm, einen Pagebuilder für meine Webseite, ein Webinarprogramm und vieles mehr.

All diese neuen Programme konnte ich natürlich nicht bedienen. Wie auch? Ich hatte sie ja zuvor nie gebraucht. Also las ich weitere Hunderte Anleitungen im Internet und schaute fleißig weiter YouTube-Tutorials.

Es war wirklich unfassbar viel Arbeit. Und es gab und gibt bis heute so viele Momente, in denen ich mich restlos von der Technik überfordert fühle. Trotzdem bin ich heute Online-Unternehmerin mit einem eigenen Team, und mein Online-Programm »Lifestyle schlank« hat mittlerweile Tausende Menschen dabei unterstützt, wieder ein liebevolleres Verhältnis zu ihrem Körper, ihrem Essverhalten und vor allem zu sich selbst aufzubauen. Und darauf bin ich wahnsinnig stolz und kann es oft selbst immer noch nicht fassen. Ich, die absolute Technikniete, habe so etwas erschaffen! Das ist einfach unglaublich.

Ha! Und wo ich gerade das Wort »unglaublich« schreibe, bemerke ich erst, was es bedeutet. Etwas ist so lange un-glaublich, bis wir anfangen, daran zu glauben und uns selbst die Möglichkeit geben, uns vom Gegenteil zu überzeugen. Dass ich heute Online-Unternehmerin bin, beweist, dass wir alles erreichen können, wenn wir uns über die Überzeugungen bewusstwerden, die uns bisher davon abgehalten haben, es zu versuchen. Je mehr positive Erfahrungen wir uns erlauben zu machen, desto schneller legen wir alte Überzeugungen über uns selbst ab und desto mehr stärken wird unser Selbstvertrauen und unsere neue Identität. Wer weiß, ob ich mir das Online-Programm zugetraut hätte, wenn ich mir nicht einst schon bewiesen hätte, trotz ebenfalls großer Zweifel Autorin werden zu können. Nach all den Erfahrungen, die ich mit der Technik aufgrund des Online-Programms schon gemacht hatte, war beispielsweise die technische Umsetzung meines geliebten Podcasts auch nur noch ein Kinderspiel.

Um eine neue Identität zu erschaffen, müssen wir offen für neue Erfahrungen sein und dürfen nicht starr an einer Version unseres Ichs festhalten. Um etwas anderes als das uns Altvertraute zu erschaffen, müssen wir also zunächst unsere routinemäßigen, altvertrauten Denkweisen und Gefühle verändern. Denn mit den immer gleichen Gedanken (Technik kann ich nicht) und Gefühlen (Unsicherheit/Ohnmacht) von gestern und vorgestern, erschaffen wir auch andauernd dieselben Lebensumstände.

Gedanke = *Ich kann nicht abnehmen*

Ohnmacht, Resignation = **Gefühl**

Lebensumstand = *Übergewicht/Unzufriedenheit*

Der Prozess des ständigen Denkens und Fühlens und ständigen Fühlens und Denkens erzeugt unsere Identität. Wir haben uns mit einem mental-emotionalen Zustand vertraut gemacht, der zu einem festen Bestandteil unserer Ich-Identität geworden ist. Gedanken und Gefühle sind miteinander verschmolzen und bilden unsere Realität. Deshalb gilt: Wer sich nachhaltig verändern möchte, muss lernen, über seine gewohnten Gedanken und Gefühle hinauszudenken. Veränderung heißt, über die vertrauten Gedanken und Gefühle des bisherigen Ichs hinaus zu handeln. Das bedeutet, Dinge zu tun, auch wenn man sich im jetzigen Moment noch nicht vorstellen kann, wie diese funktionieren sollen. Es bedeutet loszugehen, auch wenn wir noch nicht wissen, wohin der Weg führt.
Dieser blöde Spruch »Von nichts kommt nichts« ist leider wirklich wahr. Die gute Nachricht ist, wenn du ihn umwandelst, macht er dich zum Magier: Aus dir kommt alles! Mit deinem Tun kannst du alles erschaffen und dir dein Leben so gestalten, wie es dir gefällt. Du kannst sein, wer du möchtest, wenn du dir im ersten Schritt erlaubst, davon zu träumen und im zweiten Schritt bereit bist, die Schritte zu gehen, die dich dort hinführen.
Aus diesem Grund ist das Buch auch in die drei Teile *Verstehen*, *Erkennen* und *Trainieren* eingeteilt. Verstehen führt zu neuen Erkenntnissen, neue Erkenntnisse erschließen neue Möglichkeiten, aber erst das Umsetzen und Trainieren machen dich zu einem neuen Ich.

Podcast Empfehlung
43 | »Wie manifestieren beim Abnehmen hilft«

Den Podcast findest du unter dem Namen »Lifestyle schlank« auf allen Podcast-Apps und auf meiner Webseite shinecoaching.de.

Warum die Veränderung von alten Gewohnheiten so schwerfällt

In Kapitel 1 haben wir ja bereits darüber gesprochen, wie Gefühle entstehen. Wir denken einen Gedanken, woraufhin unser Gehirn entsprechende Vorgänge aktiviert, die zur Ausschüttung bestimmter chemischer Stoffe führen, die wir dann wiederum als Gefühl wahrnehmen. Dieses Gefühl beeinflusst wie wir uns verhalten und unser Verhalten beeinflusst wiederum erneut unsere Gedanken, so dass ein Kreislauf entsteht.

Wenn wir uns langfristig verändern wollen, müssen wir lernen, über die Gedanken und Gefühle unseres bisherigen Ichs hinaus zu handeln. Um zu verstehen, was ich damit meine, stell dir vor, dass unsere Gedanken in erster Linie in unserem Gehirn (Geist) und die dazugehörigen Gefühle in unserem Körper entstehen. Veränderung bedeutet nun, etwas anders zu machen als wir es für gewöhnlich machen. Um in der Lage zu sein, etwas anders zu machen als sonst, müssen wir unsere Denk- und Gefühls-Gewohnheiten hinter uns lassen. Die Gewohnheitsbildung beginnt immer mit Versuch und Irrtum, das wiederum bedeutet höchste Anstrengung für unser Gehirn.

Vielleicht erinnerst du dich an das Zitat von Jason Hreha: *»Gewohnheiten sind verlässliche Lösungen für wiederkehrende Probleme.«* Im Laufe unseres Lebens hat unser Gehirn unendlich viele solcher vermeintlich verlässlichen Lösungen hart erarbeitet und wehrt sich mit aller Kraft dagegen, sein funktionierendes System aufzugeben. Für unser Gehirn ist der Prozess abgeschlossen. Es gab ein Problem und es hat eine Lösung gefunden. Warum sollte es sich jetzt erneut auf die Suche nach einer anderen Lösung machen? Das würde nicht nur zu einem Mehraufwand führen, sondern auch ein Risiko mit sich bringen. Was, wenn die neue Lösung nicht funktioniert? Sobald du dich verändern möchtest, prüft dein Gehirn also immer erstmal Folgendes: Wird das anstrengend? Ist das gefährlich? In 99 % der Fälle, ist bei jeglicher Art von Veränderungen, die Antwort auf beide Fragen »ja«. Aus diesem Grund ist Veränderung aus der Perspektive deines Gehirns absolut unnötig. Das Motto deines Gehirns lautet: »Never change a running system.« Ob du dabei glücklich oder unglücklich bist, ist deinem Gehirn völlig egal. Es hat gelernt, dass es mit der bisherigen Gewohnheit überlebt, und sieht deshalb keinen Grund, diese Tatsache aufs Spiel zu setzen.

Du hingegen möchtest sehr wahrscheinlich jedoch nicht einfach nur überleben, sondern dein Leben genießen und das Beste daraus machen. Aus diesem Grund herrscht während eines Veränderungsprozesses immer erst mal eine Dysbalance in dir. Wenn wir an Gewohnheiten denken, denken wir meist an Verhaltensweisen, die man von außen beobachten kann, wie zum Beispiel Sport treiben, schreiben, essen, malen, putzen, fernsehen, lesen usw. Aber auch bestimmte Gefühlszustände werden schnell zu Gewohnheiten. Das Denken der immer gleichen Gedanken führt zu immer gleichen Gefühlen und diese werden irgendwann auch zu fest verankerten Gefühlsgewohnheiten, die sich automatisieren und auf Autopiloten ablaufen.

In der Psychologie sagt man, dass unsere Persönlichkeit mit Mitte dreißig komplett ausgebildet ist. Aufgrund der »Bequemlichkeit« und Risikovermeidungsstrategie unseres Gehirns besteht diese Persönlichkeit zu diesem Zeitpunkt leider meist aus einem beschränkten Set an Überzeugungen, Wahrnehmungen, konditionierten emotionalen Reaktionen und Verhaltensweisen und daraus entstandenen Fähigkeiten. Dieses Set kannst du dir wie unsere interne Software vorstellen, die unser Tun beeinflusst. Mit Mitte dreißig bestehen wir aus ca. 95 % unterbewussten Programmierungen. Ab einem gewissen Punkt in unserem Leben sind wir es gewohnt, die immer gleichen Gedanken zu denken, die gleichen Gefühle zu fühlen und auf gleiche Art und Weise zu reagieren. Daraus entsteht eine immer gleichbleibende Realität, von der wir überzeugt sind, dass sie unser Leben ist.

Wenn wir uns verändern wollen, kämpft nun 5 % bewusster Geist gegen 95 % unterbewusste Programmierungen. Wir sehnen uns vielleicht danach, glücklich, gesund oder frei zu sein, gleichzeitig sind wir süchtig nach den alten Gefühlen. Jahrelang haben wir durch unsere Gedanken immer wieder die gleichen chemischen Stoffe ausgeschüttet, die in uns die immer gleichen Gefühl auslösten. Wenn wir nun anfangen, anders zu denken, zu fühlen und zu handeln, setzen wir unseren Körper regelrecht auf Entzug. Jahrelang hat der Körper, ausgelöst durch unsere Gedanken, den immer gleichen Chemiecocktail erhalten. Jahrelang hat unser Geist mit unserem Körper gemeinsame Sache gemacht. Der Geist hat immer wieder die gleichen Gedanken gedacht und der Körper immer wieder die gleichen Gefühle produziert. Wenn wir jetzt plötzlich anfangen, andere Gedanken zu denken, kann unser Körper nicht mehr die gleichen Gefühle produzieren. Die chemischen, konditionierten Bedürfnisse werden nicht mehr erfüllt und das fühlt sich an wie ein Drogenentzug.

Wenn du es dir zum Beispiel zur Gewohnheit gemacht hast, jeden Abend nach der Arbeit auf dem Sofa gemütlich fernzusehen, dann ist dieser Ablauf eine Gewohnheit mit konditionierten Gedanken wie »Endlich Feierabend, ab vor den Fernseher!« und Gefühlen wie Entspannung geworden, die dein Verhalten steuern. Dein Geist denkt jeden Tag an den Moment, an dem du endlich nach Feierabend fernsehen kannst und dein Körper wird süchtig nach der damit verbundenen Ausschüttung von Chemikalien. Empfinden tust du das Ganze als Entspannung. Sobald dein Geist jetzt auf die Idee kommt, andere Gedanken zu denken als »Endlich Feierabend, ab vor den Fernseher!« und zum Beispiel denkt »Heute nach Feierabend mache ich Sport«, gerät dein Körper in Panik.

Wenn die/der jetzt Sport macht,
bekomme ich nicht meinen Chemiecocktail!!!

Sobald du andere Gedanken denkst, werden von deinem Gehirn nicht mehr die gleichen Informationen an deine Zellen gesendet. Mit der neuen Information können deine Zellen erst mal nichts anfangen und diese Tatsache macht sich als unwohles Gefühl in dir bemerkbar. Das ist der Moment, den wir alle kennen, nämlich der, in dem dieses Gefühl wiederum unsere Gedanken beeinflusst und wir anfangen, zu denken

»Ach, irgendwie fühlt sich das nicht gut an,
heute Sport zu machen, ich glaube ich setze mich doch
lieber wieder auf die Couch«.

Ertappt? Wir alle kennen diesen Gedanken und das damit verbundene Gefühl. Auch wenn dieser natürlich absoluter Quatsch ist. Selbstverständlich wäre es besser, noch etwas Sport zu treiben als sich vor den Fernseher zu setzen. Dadurch, dass dein Körper jedoch auf die Ausschüttung der gewohnten Hormone konditioniert ist, erleidet er quasi wirklich eine Art Drogenentzug, der uns dann dieses unwohle Gefühl vermittelt, das uns wiederum dazu bewegt, doch keinen Sport zu machen.
Die meisten Menschen denken, dass ihre Gedanken ihr Leben bestimmen. Das stimmt auch. Was wir dabei jedoch oft übersehen, ist, dass unsere Gedanken wiederum von unseren Gefühlen beeinflusst werden. Erinnere dich daran, dass es ein Kreislauf ist.

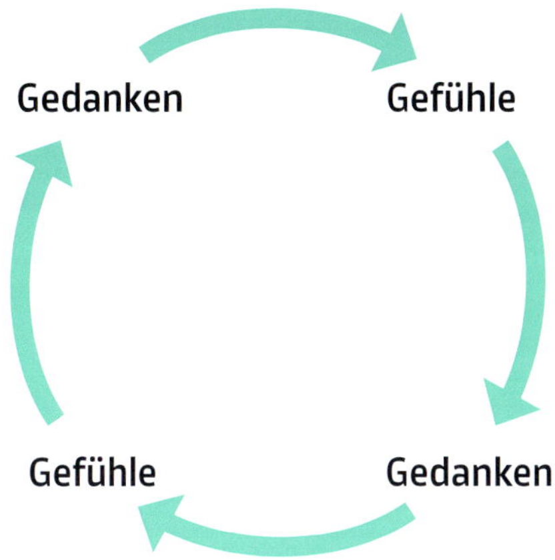

Podcast Empfehlung
53 | »Wie Unstimmigkeiten zwischen Körper und Geist das Abnehmen erschweren«

Den Podcast findest du unter dem Namen »Lifestyle schlank« auf allen Podcast-Apps und auf meiner Webseite shinecoaching.de.

Verstand vs. Intuition oder Bewusstsein vs. Unbewusstsein

Immer wieder wird uns empfohlen, anstatt auf unseren Verstand, auf unser Gefühl zu hören. Das ist in vielen Fällen auch die richtige Vorgehensweise, jedoch nicht immer. Bei der Entscheidung, entweder auf unseren Verstand oder auf unser Gefühl zu hören, hilft uns das Verständnis über die Wechselwirkung zwischen Gedanken und Gefühlen.
Um besser unterscheiden zu können, wann wir auf unser Gefühl und wann auf unseren Verstand hören sollten, ist es wichtig, sich der Wechselwirkungen zwischen unseren Gedanken und Gefühlen bewusstzuwerden. Denn gewisse Gefühle sind einfach nur Entzugserscheinungen unseres Körpers. In diesen Fällen weiß der Verstand besser, was gut für uns ist. Um zu veranschaulichen, dass unser Körper manchmal einfach nur nach seiner »Droge« verlangt, ohne dabei ein tiefgründigeres Ziel zu verfolgen, gebe ich gern folgendes Beispiel über die Schlafgewohnheiten von Pärchen:

BEISPIEL

Obwohl die rechte Bettseite eins zu eins der Linken gleicht – gleiche Matratze, gleicher Nachttisch, gleiche Decke und das gleiche Kissen –, schlafen 95 % der Menschen trotzdem immer auf derselben Bettseite und ihr Partner auf der anderen. Vielleicht findest auch du dich in diesem Beispiel wieder?
Nun stell dir vor, du kommst eines Abends voller Vorfreude auf einen erholsamen Schlaf ins Schlafzimmer, um dort deinen Partner auf deiner Bettseite liegend zu finden. Halte kurz inne und stell dir vor, welches Gefühl das in dir auslösen würde. Sehr wahrscheinlich würde es sich so anfühlen, als würde irgendetwas nicht stimmen. Aber wieso? Die linke Seite ist doch genau wie die rechte. Wo ist das Problem? Warum legst du dich nicht einfach, ohne großartig darüber nachzudenken, auf die andere Seite?
Die Antwort lautet: Weil es sich auch hier um eine Gewohnheit handelt und die Veränderung dieser Gewohnheit in unserem Körper ein unwohles Gefühl auslöst. Dieses Gefühl beeinflusst dann

wiederum unsere Gedanken »Das ist meine Seite, was macht der/die da?« und schlussendlich unser Verhalten. Sehr wahrscheinlich würdest du deinen Partner oder deine Partnerin sofort auffordern, deine Seite des Bettes wieder zu verlassen. Wenn er/sie dich fragt, wieso oder was an dieser Seite besser sei, fällt dir wahrscheinlich keine bessere Antwort ein als: »Weil ich immer dort liege.«

Du siehst also, nicht jede Gewohnheit und jedes unwohle Gefühl bei einer Veränderung hat einen tieferen Sinn. Wenn ich nun sage, dass Veränderung nur geschehen kann, wenn wir über unsere vertrauten Gedanken und Gefühle hinaus handeln, meine ich, dass wir genau in diesen Momenten wieder das geistige Steuer übernehmen müssen. In solchen Momenten müssen wir unseren Verstand dafür nutzen, unsere neuen Gedanken nicht durch »verunsicherte« Gefühle wieder zu verwerfen. Wenn wir das nicht tun, bleiben wir für immer im ewig gleichen Kreislauf gefangen. Wenn wir keine neuen Gedanken zulassen, entstehen auch keine neuen Gefühle und dementsprechend auch kein neues Verhalten. In gewissen Punkten müssen wir unserem Verstand einfach vertrauen. Und wenn wir ehrlich sind, dann sind die Momente, in denen wir vertrauen sollten, meistens auch sehr offensichtlich.

Natürlich ist ein Stündchen Sport am Abend in 99 % der Fälle besser als fernzusehen. Natürlich ist es besser, die Finger von den Zigaretten zu lassen, als täglich eine Schachtel zu rauchen. Natürlich ist es besser, weniger oft Fast Food oder Süßigkeiten zu essen, und sich frisch und gesund zu ernähren. Auch wenn sich das aus beschriebenen Gründen immer gegenteilig anfühlt.

Wenn wir uns verändern möchten, müssen wir zunächst verstehen und dann akzeptieren, dass unser Körper und unser Geist für einen gewissen Zeitraum im Ungleichgewicht sein werden. Anfangs wird unser Verstand immer etwas anderes wollen als unser Körper. Dein Geist möchte ein erfülltes, glückliches Leben und hat Ideen wie er dieses erreichen kann, dein Körper hingegen möchte einfach nur seinen gewohnten Chemiecocktail. Das Gefühl, das unser Körper dann zurück an unseren Verstand sendet, ist meistens der Auslöser dafür, dass wir die Sportschuhe wieder ausziehen, die Tüte Chips doch öffnen oder die Zigarette weiterrauchen.

Aus meiner Erfahrung weiß ich, dass, sobald Menschen einmal verstanden haben, dass dieses Gefühl nicht wie gewohnt eine wichtige Botschaft enthält, sondern einfach nur Ausdruck einer Entzugserscheinung des eigenen Körpers ist, besser mit Veränderungen umgehen können. Ich kenne so viele Menschen, die sich aufgrund dieser Tatsache vorwerfen, dass etwas mit ihrer Intuition nicht stimmt. Sie fühlen sich minderwertig, weil sie glauben, dass ihr Körper ihnen immer falsche Signale sendet. Das tut er in diesen Fällen auch! Das bedeutet jedoch nicht, dass mit ihrer Intuition etwas nicht stimmt. Das ist ein ganz sachlicher, biologischer Vorgang, dem alle Menschen ausgesetzt sind, sobald sie Gewohnheiten verändern möchten.
Unser Körper ist ein absolutes Wunder und die Prozesse, die in uns ablaufen sind so komplex und intelligent, dass keine Maschine jemals damit mithalten könnte. Das Einzige, was unser Körper jedoch nicht kann, ist vorausschauend handeln. Als du zum ersten Mal Schokolade gegessen hast, hat dein Körper beispielsweise gelernt, dass dabei Dopamin (Glückshormon) ausgeschüttet wird. Immer wenn du jetzt irgendwo Schokolade siehst, entsteht in dir das Verlangen nach der damit verbundenen Dopaminausschüttung. Weiter kann dein Körper nicht »denken«. Er funktioniert in dem Rahmen, den er gelernt hat. In diesem Fall: Schokolade = Dopaminausschüttung, was wiederum einen kleinen Glücksrausch bedeutet.
Dein Körper reagiert mit Verlangen auf eine neurobiologische Feedbackschleife:

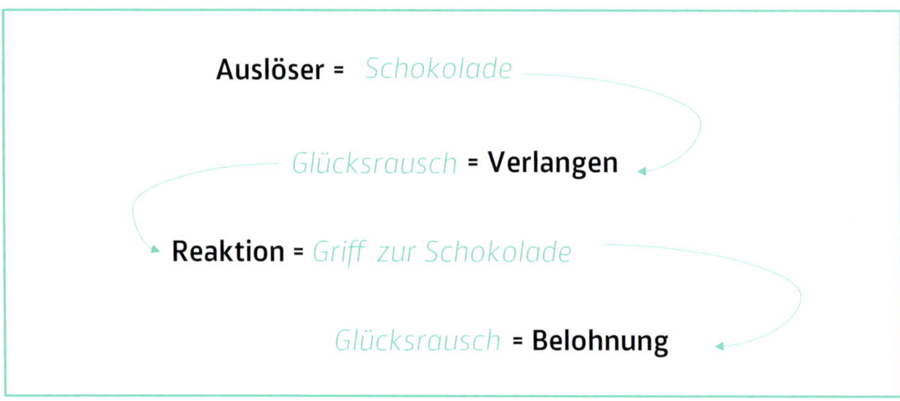
Auslöser = *Schokolade*
Glücksrausch = **Verlangen**
Reaktion = *Griff zur Schokolade*
Glücksrausch = **Belohnung**

Der Auslösereiz weckt ein Verlangen, das zu einer Reaktion motiviert, welche wiederum eine Belohnung zur Folge hat, die das Verlangen befriedigt und letztlich mit dem Auslösereiz in Verbindung gebracht wird. Anders als Tiere können wir jedoch diese Feedbackschleife mit Hilfe unseres Verstandes unterbrechen. US-Forscher James Olds und Peter Milner machten dazu ein interessantes Experiment.

BEISPIEL

Während einer Studie erhielten Mäuse jedes Mal, wenn sie ihre Nase in eine Box stießen, eine hohe Dosis Dopamin. Die Mäuse entwickelten ein so starkes Verlangen, dass sie durchschnittlich ihre Nase achthundert Mal pro Stunde in diese Box steckten.[1] *Die Tiere haben aus der Vergangenheit gelernt (Box = Dopamin) und reagieren im Hier und Jetzt (Nase an die Box stoßen).*

Wie wir am Beispiel mit der Schokolade sehen, verfolgt unser Körper die gleiche Vorgehensweise. Der Körper lernt aus der Vergangenheit (Schokolade = Dopamin) und reagiert im Hier und Jetzt mit dem Griff zur Schokolade. Anders als Tiere wurden wir Menschen jedoch noch mit etwas anderem ausgestattet: mit unserem bewussten Verstand! Unser Verstand schenkt uns die Möglichkeit, die Zukunft zu berücksichtigen. Er erlaubt uns, zu hinterfragen, was unsere Reaktion im Hier und Jetzt für unsere Zukunft bedeutet.

» *Wenn ich jetzt Schokolade esse,*
fühle ich mich später wieder schlecht.

Wenn ich jetzt Schokolade esse,
habe ich vielleicht später keinen Hunger.

Wenn ich jetzt Schokolade esse,
werde ich vielleicht später krank. «

BEISPIEL

Zu dem Thema gibt es noch ein sehr bekanntes und interessantes Experiment, das in den Sechzigerjahren in einer Kita der Stanford-Universität in Kalifornien erstmals durchgeführt wurde. In diesem Experiment wurden ca. 600 Kinder im Alter von vier bis sechs Jahren einzeln vor die Wahl gestellt, ein Marshmallow entweder jetzt gleich zu essen oder 15 Minuten zu warten und ein zweites Marshmallow zu erhalten. Einigen Kindern gelang der Belohnungsaufschub, anderen hingegen nicht. Im Zuge dieses Experimentes wurde das Leben der Probanden Jahre später weiter untersucht. Das Ergebnis war, dass diejenigen Probanden, die als Kind in der Lage waren, kurzfristig auf etwas Verlockendes wie ein Marshmallow zu verzichten, später sowohl im akademischen als auch im emotionalen und sozialen Bereich erfolgreicher waren.

Das Experiment zeigt, dass es nicht immer verkehrt ist, einem körperlichen Impuls zu widerstehen und stattdessen auf den Verstand zu hören. Unser Verstand ist unsere einzige Chance, die neurologische Feedbackschleife und das dazugehörige Reaktionsmuster zu unterbrechen und ein alternatives Reaktionsmuster zu ermöglichen. Durch neue Gedanken können neue Gefühle und damit neue Verhaltensweisen entstehen. Unser Verstand ist derjenige, der uns aus festgefahrenen Mustern befreien kann. Wenn wir unseren Verstand nicht einsetzen, um uns neu zu konditionieren, verhalten wir uns in vielen Situationen ganz ähnlich wie die Mäuse aus dem Experiment, die irgendwann achthundert Mal pro Stunde ihre Nase in die Box stecken, um ihr Verlangen nach Dopamin zu befriedigen.

Ein Automatenspieler lässt das Rad im Schnitt sechshundert Mal pro Stunde drehen. Menschen, die unter Binge Eating leiden, nehmen teilweise bis zu 20.000 Kalorien während eines Essanfalls zu sich. Kaufsüchtige verschulden sich teilweise mit Geldsummen, die sie ihr Leben lang nicht mehr zurückzahlen können. Sobald ein Verhalten zu einer starken Gewohnheit geworden ist, setzt der Verstand aus und die Verhaltensweisen laufen unbewusst auf Autopiloten. Der Weg raus führt also immer über den Verstand. Der Verstand ermöglicht es uns, wieder ein Bewusstsein für unser Verhalten zu entwickeln, und wie du bereits erfahren hast, ist das Bewusstsein der erste Schritt für jegliche Veränderung.

Wir müssen von Phase 1, der unbewussten Inkompetenz, in Phase 2 gelangen, die bewusste Inkompetenz, um dann schließlich in Phase 3 ein neues Verhalten zu trainieren, das in Phase 4 zu einer neuen Gewohnheit wird.

Ich wünsche mir, dass ich dir mit diesem Kapitel bewusstmachen konnte, dass unser Körper zwar ein wahres Wunder, aber leider nicht in der Lage ist, zukunftsorientiert zu denken. Ohne die Beweggründe zu hinterfragen, verlangt er immer nach dem, was er einst gelernt hat. Geben wir seinem Verlangen nicht nach, »bestraft« er uns mit einem unwohlen Gefühl, das uns dazu verleiten soll, ihm am Ende doch seinen gewohnten Chemiecocktail zu geben. Wenn wir das verstehen und bereit sind, dieses unwohle Gefühl einen Moment lang auszuhalten, haben wir die Möglichkeit, in Zusammenarbeit mit unserem Verstand, unseren Körper so zu konditionieren, dass er zukünftig Dinge verlangt, die nicht nur im Moment des Konsums Freude bereiten, sondern langfristig.

Podcast Empfehlung
54 | »Wie du die Harmonie zwischen Körper und Geist wiederherstellen kannst«

Den Podcast findest du unter dem Namen »Lifestyle schlank« auf allen Podcast-Apps und auf meiner Webseite shinecoaching.de

Komfortzone verlassen – Raus aus dem gemütlichen Elend

Im letzten Teil haben wir gelernt, wie wichtig es ist, dass wir Körper und Geist zur Zusammenarbeit bewegen und die chemische Kontinuität unterbrechen, die uns immer wieder dazu verführt, die gleichen Verhaltensweisen an den Tag zu legen. Es ist mit Sicherheit nicht immer einfach, dem körperlichen Verlangen zu widerstehen. Wenn wir uns jedoch zu oft auf das süchtige Gefühl unseres Körpers verlassen, verharren wir schnell in einem Zustand, den ich in meinen Coachings gern das gemütliche Elend nenne. Das ist der Zustand, den wir oft als Komfortzone beschreiben, ohne zu bemerken, dass diese gar nicht mehr so komfortable ist. Gesteuert durch die Entzugserscheinungen unseres Körpers, denken wir in diesem Zustand, dass wir an Lebensqualität verlieren, wenn wir uns verändern. In Wirklichkeit haben wir jedoch längst an Lebensqualität verloren. Das gemütliche Elend ist weder gemütlich noch komfortabel noch ist es mit Lebensqualität gleichzusetzen. Weder unser Gehirn noch unser Körper wollen sich verändern. Das Gehirn hält starr an den Lösungen fest, die es mühsam erarbeitet hat und von denen es weiß, dass sie bisher gut genug waren, um zu überleben. Gleichzeitig ist unser Körper durch diese Gewohnheiten süchtig nach einer gewissen Zusammensetzung von Chemikalien geworden und erleidet bei Nichtausführung Entzugserscheinungen. Durch diese internen Prozesse entsteht in uns das Gefühl, dass Veränderungen die Lebensqualität verringern. In Wahrheit verwechseln wir jedoch in diesen Momenten unsere Bequemlichkeit und unsere Ängste mit Lebensqualität.

Klar ist es bequemer, in einem Fast Food-Restaurant Pommes zu bestellen als selbst etwas Gesundes zu kochen. – Aber es ist nicht besser!

Klar ist es bequemer, sich nach der Arbeit vom TV berieseln zu lassen als an seiner persönlichen Weiterentwicklung zu arbeiten. – Aber es ist nicht besser!

Klar ist es bequemer, trotz einer unglücklichen Beziehung in der gemeinsamen Wohnung zu bleiben. – Aber es ist nicht besser!

Klar ist es bequemer, einen Job zu machen, der uns nicht erfüllt, als sich auf dem Arbeitsmarkt einen neuen Job zu erkämpfen. – Aber es ist nicht besser!
Klar ist es bequemer, noch ein Ründchen zu snoozen als die Laufschuhe anzuziehen und mit Bewegung an der frischen Luft in den Tag zu starten. – Aber es ist nicht besser!
Lebensqualität bedeutet nicht, dass wir immer nur Dinge tun, die uns minimalen Aufwand und maximale Freude bereiten. Das Leben ist nicht dazu gedacht, dass immer alles »easy peasy« ist. Wir sind nicht auf die Welt gekommen, um so wenig wie möglich zu tun und dabei konstant Glücksgefühle zu erleben. Wir sind hier, um als Mensch zu wachsen und das Leben in all seinen Facetten zu erfahren. Und wir können das Leben nur in all seinen Farben erleben, wenn wir uns immer wieder dazu bereit erklären, unsere vermeintliche Komfortzone zu erweitern. Je größer deine Komfortzone ist, umso mehr Erfahrungen kannst du in deinem Leben sammeln. Es gibt ein schönes Sprichwort, das besagt:

> *»Wir können das Leben nicht verlängern, wir können es nur vertiefen.«*
>
> GORCH FOCK

Das, was uns ermöglicht, unser Leben zu vertiefen, sind unsere Erfahrungen. Sie sind der Schatz unseres Lebens! Um möglichst viele dieser Erfahrungen zu sammeln, müssen wir bereit sein, ein gewisses Risiko und eine gewisse Anstrengung in Kauf zu nehmen. Wenn wir immer nur mit Chips und Schokolade vor dem Fernseher rumhängen, werden in unserem Leben nicht die Dinge passieren, von denen wir träumen. In der Komfortzone zu bleiben, bedeutet immer Stillstand und Stillstand ist der unnatürlichste und ungesündeste Zustand von allen. Denn das Leben verändert sich ständig. Jede Sekunde, die vergeht, ist anders als die Sekunde davor. Die einzige Konstante in unserem Leben ist Veränderung. Zwar wollen wir das oft nicht wahrhaben, aber den Status quo gibt es nicht. Veränderung ist das Natürlichste der Welt und sich dagegen zu wehren, bringt uns aus unserem natürlichen Flowzustand und macht uns langfristig unglücklich.
Wenn du einmal dein Leben Revue passieren lässt und ehrlich zu dir bist, dann sind genau die Erfahrungen, die entweder viel Mut oder viel Fleiß

gekostet haben, die, auf die du besonders stolz bist. Und genau diese Erfahrungen haben dich als Menschen positiv geprägt. Alles, was heute in deiner Komfortzone ist, wäre nicht dort, wenn du nicht an gewissen Punkten in deinem Leben bereit gewesen wärst, ein Risiko einzugehen und deine Komfortzone zu erweitern. Das Problem dabei ist, dass alles, was einmal in unsere Komfortzone gelangt, unreflektiert für immer als »Komfort« abgespeichert bleibt. Die tatsächliche Bequemlichkeit wird nie wieder überprüft.

Nichts ist jedoch für immer – was dich einst glücklich machte, kann dich schon morgen traurig machen. Das, was einst richtig für dich gewesen ist, kann ein paar Jahre später falsch für dich sein. Alles ist ständig im Wandel, so auch deine Bedürfnisse, deine Ansprüche, deine Einstellung und deine Gefühle.

Der Job, der sich kurz nach der Ausbildung oder dem Studium wie der größte Befreiungsschlag anfühlte, weil er dich zum ersten Mal finanziell unabhängig machte, kann sich ein paar Jahre später wie ein Gefängnis anfühlen. Denn vielleicht hast du bereits alles gelernt, was es zu lernen gab, und du bist hungrig danach, dich weiterzuentwickeln. Vielleicht haben sich aber auch die äußeren Umstände verändert und du hast einen neuen Chef oder neue Kollegen, mit denen das Arbeiten einfach nicht mehr so viel Spaß macht wie früher. Oder deine Ansprüche sind einfach gestiegen und das Gehalt, das dir damals Freiheit schenkte, fühlt sich nun an wie eine große Einschränkung.

Das Gleiche gilt für Beziehungen. Nur weil dich eine Beziehung einst glücklich gemacht hat und du dich anfangs mit deinem Partner perfekt ergänzt hast, heißt das nicht, dass das für immer so bleibt. Keiner kann dem Wandel entkommen und manchmal entwickeln sich Menschen einfach in unterschiedliche Richtungen. Was du einst an deinem Partner geliebt hast, kann dich heute zu Tode nerven. Was du einst als wertvolle Zweisamkeit erlebt hast, kann dir heute die Luft zum Atmen nehmen.

Das gilt natürlich auch für deinen Wohnort. Der Ort, an dem du einst Leben wolltest, weil er aufregend, neu und wild war, kann heute Stress in dir auslösen. Oder andersrum, der Ort, den du einst wegen seiner Ruhe und Gelassenheit gewählt hast, kann sich heute einsam und allein anfühlen.

Das Essverhalten, das du einst wegen seiner Uneingeschränktheit als Freiheit empfunden hast, kann sich Jahre später aufgrund seiner Auswirkungen auf deine Gesundheit oder dein Selbstbewusstsein als größte Einschränkung überhaupt entpuppen. Im Englischen gibt es ein tolles Sprichwort: *»People and things are in our lifes for a reason and for a season!«* Das bedeutet so viel, wie, dass Menschen und Dinge immer für eine bestimmte Zeit und aus einem bestimmten Grund in unserem Leben sind und wenn dieser Grund sich erübrigt hat und diese Zeit vorbei ist, dann sollten wir weitergehen. Dann ist es Zeit, dass wir lernen loszulassen. Der größte Fehler, den wir in so einem Fall machen können, ist, an etwas festzuhalten, das nicht mehr existiert. Dieses Loslassen fällt uns Menschen oft sehr schwer und ist genau der Grund, warum wir uns irgendwann im Zustand des gemütlichen Elends wiederfinden.

Damit will ich nicht sagen, dass wir nicht um Dinge kämpfen sollten. Natürlich sollten wir nicht bei jeder kleinen Unzufriedenheit sofort die Flinte ins Korn werfen. Zugegeben, manchmal ist es schwer, zu erkennen, wann der richtige Moment zu gehen ist und wann es sich doch zu kämpfen lohnt. Bei allem, was wir leidenschaftlich gern tun, gehört es naturgemäß von Zeit zu Zeit auch mal dazu, zu leiden. Leidenschaft bedeutet nicht, dass immer alles toll ist und dass man immer Freude empfindet. Gerade wenn man etwas mit Leidenschaft tut, ist man emotional sehr involviert und das macht natürlich auch verletzlich. Für mich bedeutet das Wort Leidenschaft, bereit zu sein, auch das »Leiden«, das die Leidenschaft mit sich bringt, in Kauf zu nehmen. Um die Freuden der Leidenschaft zu genießen, muss man auch eine gewisse Leidensbereitschaft mitbringen.

Wenn wir es jedoch schaffen, über die Gedanken und Gefühle unseres gewohnten Ichs hinaus zu denken, dann wissen wir tief in unserem Inneren, ob wir gerade leiden, weil wir emotional sehr für ein Projekt, eine Liebe, einen Job oder auch einen Ort brennen, oder ob wir leiden, weil es eigentlich Zeit ist, loszulassen. Der deutlichste Hinweis darauf, dass es Zeit ist, aus einer Situation, einem Zustand, einer Beziehung, einem Job oder einem Umfeld auszusteigen, ist die Entstehung von Krankheiten.

In Kapitel 1 habe ich darüber gesprochen, dass alles auf dieser Welt zu 99,99999 Prozent aus Energie besteht. Dabei ist es wichtig, zu verstehen, dass, gemäß des Energieerhaltungssatz, Energie niemals aufgelöst werden kann. Energie kann zwar umgewandelt, aber niemals vernichtet werden. So lässt sich Eis zwar in Wasser und dieses in Dampf verwandeln, aber die Wassermoleküle an sich bleiben dabei immer erhalten. Wir können nicht ein einziges H2O-Molekül restlos verschwinden lassen. So wie wir kein einziges H2O-Molekül verschwinden lassen können, können wir auch keinen Gedanken und kein Gefühl einfach verschwinden lassen. Wenn wir negative Gedanken oder Gefühle verdrängen, nehmen diese einfach nur eine andere Form an.

Sehr häufig nehmen verdrängte Gedanke und Gefühle die Form von körperlichen Symptomen an. Das ist vereinfacht gesagt auch das, was sich hinter dem Begriff Krankheit verbirgt: Die Energie eines Problems, das auf Bewusstseinsebene nicht bewältigt wird, macht sich auf der Körperebene bemerkbar. Bildlich kannst du dir das in Form von heißen Schwellungen oder Fieber vielleicht besonders gut vorstellen.

Verdrängen oder Unterdrücken bewirken lediglich, dass etwas von unserem Bewusstsein ins Unterbewusstsein wandert. Aus dem Unterbewusstsein heraus sucht es erneut einen Weg an die Bewusstseinsoberfläche und dieser Weg führt oft über den Körper. Das Ganze kannst du dir bildlich so vorstellen, als wolltest du einen Luftballon unter Wasser drücken. Mit viel Kraft verschwindet der Ballon von der Wasseroberfläche, doch schon einige Sekunden später ploppt er an anderer Stelle wieder auf. Wenn wir unsere Gedanken und Gefühle einfach nur verdrängen, werden sie uns an anderer Stelle immer wieder einholen.

Auch Übergewicht ist ein solches körperliches Symptom. Es entsteht, weil unangenehme Gefühle mit dem Essen unterdrückt und verdrängt werden. Die meisten Menschen, die lange an Übergewicht leiden, tun dies, weil Essen zu einer Strategie geworden ist, mit ihren Gefühlen umzugehen. Unangenehme Gefühle werden mit dem Essen oft vermieden, verdrängt oder betäubt. Statt den Stress zu reduzieren, die Trauer zuzulassen, die Unzufriedenheit an der Wurzel zu packen, die innerliche Leere mit neuen Erfahrungen zu füllen oder die Ängste zu konfrontieren, essen viele Menschen. Übergewicht ist in den meisten Fällen sozusagen die manifestierte Form unerwünschter Gefühle. Aus diesem Grund sind Diäten auch zum Scheitern verurteilt. Eine Diät ändert nichts daran, dass du nicht weißt, wie du mit deinen Gefühlen umgehen sollst. In diesem Zusammenhang ist eine Diät einfach nur eine doppelte Verdrängungsmaßnahme, mit der du deine Gefühlsverdrängungsstrategie, essen, unterdrückst. Während einer Diät wird dir nicht nur das gewohnte Essen genommen, sondern auch dein Gefühlsventil. Das setzt dich natürlich zusätzlich unter Druck und macht das Durchhalten auf längere Zeit unmöglich. Irgendwann brichst du zusammen, weil du dir einfach nicht mehr anders zu helfen weißt. Der Zusammenbruch führt dann meist dazu, dass du dich selbst verurteilst und sich dadurch dein negatives Selbstbild verstärkt.

Der Prozess des emotionalen Essens ist autokatalytisch. Das heißt, er speist sich aus sich selbst. Dein Essverhalten fördert genau die Gefühle, die du eigentlich damit bekämpfen möchtest. Du fühlst dich schlecht, also isst du Schokolade. Weil du Schokolade isst, fühlst du dich schlecht. Die Sorge um deine Gesundheit macht dir Angst, um die Angst zu unterdrücken, isst du noch mehr. Dieses Verhalten schadet wiederum deiner Gesundheit und verstärkt folglich die Angst. Um aus diesem vermeintlich gemütlichen Elend auszusteigen, müssen wir anfangen, unsere Gefühle besser zu verstehen.

Podcast Empfehlung
82 | »Warum Veränderung so schwer fällt und dennoch so wichtig ist«

Den Podcast findest du unter dem Namen »Lifestyle schlank« auf allen Podcast-Apps und auf meiner Webseite shinecoaching.de.

Gefühle annehmen und verstehen

In meinem ersten Buch »Lifestyle schlank – Coaching statt Diät« spreche ich davon, dass sich hinter jedem Verhalten, auch deinem Essverhalten, eine positive Absicht verbirgt. Damit du verstehst, wie wichtig die Auseinandersetzung mit den eigenen Gefühlen ist, möchte ich dir hier noch einmal kurz erklären, was ich damit meine.

Dass jedem Verhalten eine positive Absicht zugrunde liegt, bedeutet, dass zwischen dem, was ein Mensch erreichen möchte, und dem, wie er sich verhält, große Differenzen liegen können. Du möchtest beispielsweise erreichen, dass dein Stresslevel sich reduziert; was du stattdessen tust, ist essen. Dein Verhalten (essen) verfolgt also eine besondere Absicht (Stressreduktion). Aus diesem Grund ist dein Essverhalten nicht dein Feind. Im Gegenteil, es ist schon lange so etwas wie ein enger Freund, der dir schon oft geholfen hat, wenn du nicht mehr weiterwusstest. Bei emotionalen Essern kann man sagen, dass das Essverhalten die Absicht verfolgt, die eigenen Gefühle zu regulieren. Anstatt dieses Verhalten zu verteufeln, solltest du lernen, es zunächst anzunehmen und es sogar wertzuschätzen. Verurteile dich nicht für ein Verhalten, das du dir nicht absichtlich ausgesucht hast. Wie in Kapitel 2 beschrieben, erlernt das Gehirn manchmal zufällig ein eine Strategie.

Beispielsweise isst du nichts ahnend einen Schokoriegel, während du gerade traurig bist. Der Zucker in diesem Riegel sorgt für die Ausschüttung von Dopamin und deine Trauer wird plötzlich ganz unerwartet für einen Moment unterbrochen. Es kann sein, dass dein Gehirn genau in so einem Moment lernt, dass Trauer mit Schokolade unterbrochen werden kann. Durch einen solch banalen Zufall kann also eine Gefühlsbewältigungsstrategie entstehen, die dir jahrelang nicht bewusst ist. Du befindest dich in Phase 1 der unbewussten Inkompetenz. Solange du unbewusst inkompetent bist, weißt du nicht, dass du das Essen als Ventil nutzt, und kannst dementsprechend auch keine nachhaltige Lösung entwickeln. Du versuchst dich jahrelang an den unterschiedlichsten Diäten, ohne zu verstehen, dass diese nicht funktionieren können, solange du dich nicht auch

mit deinen Gefühlen auseinandersetzt. Erst ab dem Moment, in dem du dir darüber bewusstwirst, dass das Essen für dich eine Zusatzfunktion erfüllt, bist du in der Lage, Ideen zu entwickeln, wie das Problem nachhaltig gelöst werden könnte (Phase 2, Bewusste Inkompetenz).
In Phase 3, der Bewussten Kompetenz, fängst du dann an, mit diesen Lösungsansätzen zu arbeiten und neue Verhaltensweisen Stück für Stück zu trainieren. In dieser Phase gibt es zwei Fronten, an denen du arbeiten kannst. Zum einen wirst du dich in deinem Leben immer wieder in Situationen wiederfinden, die unangenehme Gefühle wie Stress, Angst, Trauer, Einsamkeit, Langeweile, Unzufriedenheit oder Frust in dir auslösen, und deshalb ist es wichtig, alternative Gefühlsbewältigungsstrategien zu erarbeiten. Damit ist gemeint, dass du einen alternativen Umgang mit deinen Gefühlen erlernst. Anstatt zum Beispiel auf Stress mit Schokolade zu reagieren, kannst du dich darauf konditionieren, dem Stress zukünftig mit Malen, Meditieren, Atmen, Schlafen etc. zu begegnen.
In meinem ersten Buch gehe ich im Detail darauf ein, wie du solche alternativen Ventile finden und dich Schritt für Schritt auf diese konditionieren kannst. In diesem Buch möchte ich näher auf die andere Seite der Front eingehen. Statt nur alternative Strategien zu erarbeiten, um auf unangenehme Gefühle anders zu reagieren, sollten wir gleichzeitig auch präventiv vorgehen und das Maß an »negativen« Gefühlen in unserem Leben grundsätzlich reduzieren. Damit erhöhen wir nicht nur unsere Lebensqualität, sondern auch die Wahrscheinlichkeit, weniger oft aus emotionalen Gründen zum Essen zu greifen.
Viele Menschen glauben, ihre Gefühle lägen außerhalb ihres Einflussbereiches. Sie nehmen an, dass Gefühle spontane Reaktionen auf Ereignisse im Außen sind. Manche Gefühle sind auch eine spontane Reaktion auf Ereignisse im Außen. Beispiele dafür haben wir in Kapitel 2 erläutert. Sobald wir beispielsweise eine Gewohnheit nicht mehr ausführen, entwickelt unser Körper eine Art Entzugserscheinung, die wir als unwohles Gefühl wahrnehmen, welches uns wiederum dazu verleiten soll, nichts zu verändern und stattdessen der alten Gewohnheit weiter nachzugehen.
Gefühl = Körperliche Reaktion auf Veränderung
Dennoch liegen unsere Gefühle niemals außerhalb unseres Einflussbereiches. Wie du bereits in Kapitel 1 erfahren hast, entstehen unsere Gefühle nämlich aus unseren Gedanken.

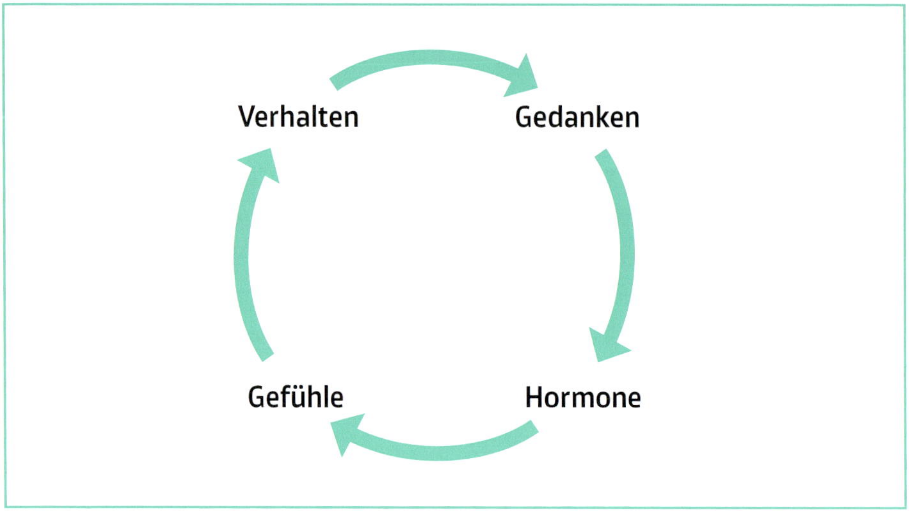

Und es sind eben diese Gedanken, die dir zu jeder Zeit helfen, Einfluss auf deine Gefühle zu nehmen. Selbst wenn dein Körper dir aufgrund seiner »Entzugserscheinungen« ein unwohles Gefühl vermittelt, kannst du diesem Gefühl über deine Gedanken entgegensteuern.

Vielleicht erinnerst du dich, dass ich dir im Teil »Verstand vs. Intuition« empfohlen habe, in solchen Fällen mit deinem Verstand zu arbeiten. Statt dem unwohlen Gefühl, das der Verzicht der Schokolade in dir auslöst, blind nachzugehen, kannst du mit Hilfe deines Verstandes neue Gefühle entstehen lassen. Das kannst du beispielsweise tun, indem du dir ins Bewusstsein rufst, welche positiven Auswirkungen der kurzweilige Verzicht auf deine Zukunft hat. Diese durch deinen Verstand entstandenen Gedanken beeinflussen wiederum deine Gefühle und diese führen dazu, dass du dich anders verhältst. Die Tatsache, dass du dich anders verhältst, ermöglicht es dir, neue Erfahrungen zu machen, die wiederum deinen Körper auf eine andere Zusammensetzung von Chemikalien konditionieren.

Diese Zusammenarbeit mit dem Verstand funktioniert nicht nur bei Gefühlen, die als Reaktion auf eine Veränderung entstehen, sondern bei allen Gefühlen. Wir denken, was wir fühlen, und fühlen, was wir denken. Es gibt keinen Zustand, in dem unsere Gedanken unseren Körper nicht beeinflussen und umgekehrt.

Um unangenehme Gefühle zu transformieren, müssen wir zunächst unseren Verstand dafür nutzen, um uns über die unangenehmen Ge-

fühle überhaupt erst einmal bewusst zu werden. Über die meisten Gefühle, die täglich dein Verhalten beeinflussen, bist du dir nämlich gar nicht bewusst.
Und du weißt ja inzwischen: Ohne Bewusstsein keine Veränderung.
Statt deine Gefühle wahrzunehmen und ihre Botschaft zu erkennen, hast du in der Vergangenheit sehr wahrscheinlich viele deiner Gefühle entweder vermieden, verdrängt oder betäubt.

Vermeidung

Gefühle vermeiden bedeutet, dass wir Situationen, die potenziell unwohle Gefühle in uns auslösen könnten, aus dem Weg gehen.

BEISPIEL

Beispiele:
Um das Gefühl der Enttäuschung zu vermeiden, startest du vielleicht lange Zeit keinen Versuch mehr abzunehmen.
Um eine Abfuhr zu vermeiden, sprichst du den Mann oder die Frau deiner Träume nicht an.
Aus Angst, dich nicht mehr hinter deinem Gewicht verstecken zu können, hältst du an den schützenden Kilos fest.
Aus Angst vor Kritik, lässt du dein Herzensprojekt lieber gleich bleiben.

Dieser Umgang mit Gefühlen ist besonders heimtückisch. Mit dieser Strategie kannst du dich zwar kurzfristig schützen, sie verhindert jedoch gleichzeitig, dass du das Leben führst, das du dir tief im Herzen wünschst. Das Vermeiden von Emotionen bringt gleichzeitig immer ein tiefes Gefühl von Leere und Unzufriedenheit mit sich.

Verdrängung

Eine andere häufig gewählte Art, mit unangenehmen Gefühlen umzugehen, ist Verdrängung. Verdrängen bedeutet, dass wir etwas aus unserem Bewusstsein ins Unterbewusstsein verschieben. Anstatt dich auf bewusster Ebene mit deinen Gefühlen auseinanderzusetzen, läufst du beispielsweise zum Kühlschrank und lenkst dich ab. Essen ist eine fantastische Möglichkeit, unverzüglich deinen Gefühlszustand zu verbessern. Allein der Prozess des Essens verändert deine gesamte Physiologie. Er verändert deine Durchblutung, deine Atmung und deinen Blutzuckerspiegel. Zusätz-

lich führt süßes und fettiges Essen zur Ausschüttung von Dopamin und schon fühlst du dich kurzzeitig besser und musst nicht länger über das unangenehme Gefühl und mögliche Lösungen nachdenken.
Das Problem dabei ist, dass die eigentliche Ursache, welche das Gefühl in dir verursacht hat, dadurch natürlich nicht aufgelöst wurde. Sie ist nur kurzzeitig von der Bildfläche (Bewusstsein) verschwunden, arbeitet jedoch im Hintergrund (Unterbewusstsein) weiter. Die manifestierte Form von verdrängten Gefühlen sucht sich dann oft in Form von Übergewicht oder anderen körperlichen Erkrankungen ihren Weg zurück an die Bildoberfläche.
Denk immer daran: Energie kann nicht in Luft aufgelöst werden, sie verändert lediglich ihre Form.

Betäubung

Eine weitere destruktive Art, mit Gefühlen umzugehen, ist das Betäuben. Mit Betäuben ist gemeint, dass wir ein potenzielles unangenehmes Gefühl mit einem bereits bekannten unangenehmen Gefühl ersetzen. Menschen haben immer Angst vor dem Unbekannten. Aufgrund der Furcht unseres Gehirns vor Aufwand und Unsicherheit und der chemischen Abhängigkeit unseres Körpers sträuben wir Menschen uns vor Veränderung jeglicher Art. Das Gehirn wird von den Gedanken geformt, die wir wiederholt denken, und unser Körper wird durch die Gefühle konditioniert, die wir immer wieder fühlen. Im Laufe unseres Lebens entwickeln sich daraufhin bestimmte Gefühle zu unserer emotionalen Komfortzone. Aufgrund dieser emotionalen Komfortzone ziehen wir den Umgang mit bekannten Problemen der Aussicht vor, unbekannte Probleme bewältigen zu müssen. Das altbekannte negative Gefühl nach einem Essanfall ist uns beispielsweise unbewusst in vielen Fällen lieber als der Botschaft des zugrundeliegenden Problems nachzugehen. Das würde nämlich bedeuten, die emotionale Komfortzone zu verlassen.
Wenn du einmal bewusst darüber nachdenkst, ist diese Zone jedoch alles andere als komfortabel. Auch hier sollten wir den Begriff Komfortzone mit gemütlichem Elend ersetzen. Betäuben heißt also, dass du lieber deine gewohnten unangenehmen Gefühle weiterhin hinnimmst als die Unsicherheit einer Veränderung in Kauf zu nehmen.

Konstruktiver Umgang mit Gefühlen

Weder das Vermeiden, Betäuben oder Verdrängen wird uns langfristig gesund und glücklich machen. Um unangenehme Gefühle zu transformieren, müssen wir lernen, diese anzunehmen und sogar wertzuschätzen. Denn so wie sich hinter jedem Verhalten eine positive Absicht verbirgt, verbirgt sich auch hinter jedem Gefühl eine positive Absicht. Wenn wir uns jedoch nicht erlauben, unsere Gefühle zu fühlen, können wir die Absicht dahinter nicht erkennen. Deshalb müssen wir zunächst den Mut aufbringen, unsere Gefühle einmal wirklich zu fühlen.

Statt unsere Gefühle zuzulassen und die Botschaft hinter ihnen zu ergründen, neigen wir dazu, sie zu bewerten und in »gut« oder »schlecht« einzuteilen. Gute Gefühle sind Freude, Spaß, Liebe, Euphorie, Genuss, Ausgeglichenheit, innere Ruhe, Zufriedenheit, Stolz usw. Schlechte Gefühle sind Trauer, Wut, Angst, Einsamkeit, Leere, Unzufriedenheit, Enttäuschung usw. Gute Gefühle dürfen bleiben, schlechte Gefühle sollten am liebsten sofort wieder verschwinden. Dabei ist kein Gefühl von Natur aus gut oder schlecht, erst unsere Bewertung macht es dazu.

Erinnerst du dich: Nichts hat irgendeine Bedeutung, außer der Bedeutung, die wir den Dingen geben. Das gilt auch für unsere Gefühle. Wir können Stress, Angst, Wut, Einsamkeit und Trauer entweder als negative Gefühle bewerten, die uns das Leben erschweren, oder als wichtige Botschaften, die uns erreichen, um uns das Leben zu vereinfachen. Anstatt unangenehme Gefühle zu verteufeln, sollten wir anfangen, aus ihnen zu lernen.

In meinen Coachings nenne ich Gefühle immer Handlungsbedarfssignale. Also ein unangenehmes Gefühl ist ein Signal dafür, dass es einer Handlung bedarf. Du kannst dir deine Gefühle wie eine Art Mentor vorstellen, der dir den richtigen Weg aufzeigt. Durch das Verdrängen, Vermeiden oder Betäuben von Gefühlen schlägst du diesem Mentor jedoch die Tür vor der Nase zu. Wenn du deinen Gefühlen nicht erlaubst, zu sein, kannst du die Botschaft dahinter auch nicht verstehen und bist somit handlungsunfähig. Deshalb ist es so wichtig, die eigenen Gefühle im ersten Schritt erst einmal anzunehmen.

Ich habe die Erfahrung gemacht, dass wenn ich davon spreche, Gefühle anzunehmen wie sie sind, Menschen oft verstehen, sie sollen die Situation annehmen, und akzeptieren, wie sie ist. Hierbei handelt es sich jedoch um ein großes Missverständnis. Nicht die Situation, in der wir uns befinden, die unangenehme Gefühle bei uns auslöst, soll angenommen und akzeptiert werden, sondern das Gefühl, das sie in uns auslöst. Denn in diesem Gefühl liegt die Botschaft, die uns aufzeigt, wie wir aus dieser Situation wieder rauskommen. Gerade um die Situation zu unseren Gunsten zu verändern, sollten wir unsere Gefühle annehmen. Das Annehmen ermöglicht uns das Handlungsbedarfssignal hinter dem Gefühl zu erkennen. Dieses wird uns helfen, Schritt für Schritt die richtigen Maßnahmen einzuleiten, um die Situation zu verändern. Der erste Schritt ist also, die Gefühle erstmal anzunehmen und zu fühlen, sie nicht zu bewerten und darauf zu vertrauen, dass sie ihre Daseinsberechtigung haben.

Wir dürfen weder Angst vor unseren Gefühlen haben noch sollten wir uns für sie schämen. Wir dürfen uns traurig, überfordert, gestresst, wütend, deprimiert, hilflos oder ängstlich fühlen. Daran ist nichts falsch! Diese Emotionen gehören zum Leben dazu. Sie sind sogar sehr wichtig für uns. In dem Wort Emotion steckt nicht umsonst das Wort Motion, zu Deutsch Bewegung. Gefühle sind Energie in Bewegung und sie sind dazu da, etwas in uns zu bewegen. Sie regen Veränderungsprozesse an und deshalb sind sie niemals verkehrt. Wir sollten sie also annehmen und uns trauen, sie zuzulassen.

Das Einzige, was wir nicht tun sollten, ist an ihnen krampfhaft festzuhalten. Eine weitere destruktive Methode, mit den eigenen Gefühlen umzugehen, ist nämlich, sich in ihnen zu suhlen. Das, was Menschen, die Gefühle verdrängen, betäuben oder vermeiden zu wenig machen, machen Menschen, die sich in ihren Gefühlen suhlen, zu viel. Manche Menschen beschließen irgendwann, unangenehme Gefühle nicht mehr zu bekämpfen und fangen an, sich ihnen voll und ganz hinzugeben. Anstatt sich damit auseinanderzusetzen, welche Botschaft sich hinter den Gefühlen verbirgt, verstärken die Betroffenen ihre negativen Emotionen und bauschen sie auf. Sie werden unbewusst förmlich süchtig nach dem Chemiecocktail, der mit dem negativen Gefühl in Verbindung steht. In diesem Fall können negative Gefühle zu echten Trophäen werden, mit denen regelrecht geprahlt wird. »Du denkst, dir gehts schlecht? Warte ab, bis ich dir erzähle, wie schlecht es mir geht …«

Die Betroffenen identifizieren sich vollends mit dieser leidenden Version ihrer selbst. Das Schlimme daran ist, dass dieses Verhalten schnell zur Selbsterfüllenden Prophezeiung wird, denn Energie folgt immer der Aufmerksamkeit. Wenn die Aufmerksamkeit anstatt auf die Lösung immer auf das Problem gerichtet ist, läuft dementsprechend auch die ganze Energie in Richtung des Problems und sorgt dafür, dass das Problem sich noch vergrößert. Mit Annehmen und Zulassen ist also nicht gemeint, sich in seine Gefühle reinzusteigern.

Es gibt eine psychologische Theorie, die besagt, dass kein Gefühl länger als drei Minuten bleibt, es sei denn, wir halten es fest. Wir sollten unsere Gefühle also nicht festhalten, sondern annehmen, bewusst wahrnehmen, die Botschaft verstehen und sie dann weiterziehen lassen.

Wenn Gefühle sprechen könnten

Um ein gesundes, erfolgreiches und unbeschwertes Leben zu führen, müssen wir anfangen, unsere Gefühle für uns arbeiten zu lassen. Wir können weder von ihnen davonlaufen noch sie ausschalten oder sie betäuben, ohne dass das weitreichende Konsequenzen auf unsere Lebensqualität hätte.

Jedes Gefühl, mag es im Moment noch so schmerzhaft erscheinen, ist in Wirklichkeit ein Wegweiser, der uns auf die Maßnahmen aufmerksam macht, die wir ergreifen müssen, um aus der Schmerz verursachenden Situation auszusteigen. Ignorieren wir diese Wegweiser und befassen uns nicht gleich bei Entstehung der Gefühle mit ihrer Botschaft, können sich emotionale Schwankungen schnell zu weitreichenden Krisen oder emotionalen Süchten entwickeln.

All unsere Empfindungen sind wichtig! Sie sind ein Geschenk, eine Anleitung, eine Hilfe und ein Aufruf, ins Handeln zu kommen. Wenn wir unsere Gefühle unterdrücken und sie von der Bildoberfläche verbannen oder sie künstlich aufblähen, bleiben wir im Zustand des gemütlichen Elends gefangen. Kein Gefühl ist umsonst, sondern ein Hinweis darauf, dass unser aktuelles Verhalten nicht zum gewünschten Ergebnis führt und es einem neuen Lösungsansatz bedarf. Die Emotion an sich ist lediglich ein Signal dafür, dass wir unsere Denkweise, unsere Perspektive, unsere Art der Kommunikation oder unser Verhalten, an die aktuellen Herausforderungen anpassen sollten. Wenn Menschen sich immer wieder in den gleichen unangenehmen Gefühlszuständen wiederfinden, heißt das, dass sie die Botschaft entweder ignorieren, süchtig nach der chemischen Zusammensetzung des Gefühls sind oder nicht bereit sind, neue Wege einzuschlagen.

Wie der österreichische Philosoph Paul Watzlawick schon so schön sagte:

»Wenn Du immer wieder das tust, was Du immer schon getan hast, dann wirst Du immer wieder das bekommen, was Du immer schon bekommen hast. Wenn Du etwas Anderes haben willst, musst Du etwas Anderes tun! Und wenn das, was Du tust, Dich nicht weiterbringt, dann tu etwas völlig Anderes, statt mehr vom gleichen Falschen!«

Unsere »negativen« Gefühle sollen uns also daran erinnern, dass wir nicht wie eine Fliege immer wieder versuchen sollen, durch die Fensterscheibe ins Freie zu gelangen, sondern stattdessen die schmerzliche Erfahrung dazu nutzen, einen neuen Weg zum Ziel einzuschlagen. Der destruktive Umgang mit unangenehm empfundenen Gefühlen ist der Hauptgrund für ein unausgeglichenes Leben und für Übergewicht als resultierendes Symptom.

Auf den nachfolgenden Seiten werde ich auf die **sechs** Emotionen eingehen, von denen ich aus der Erfahrung mit vielen Tausenden Menschen weiß, dass das Erlernen eines konstruktiven Umgangs sich erheblich auf die Lebensqualität und somit auch auf das Essverhalten auswirkt. Die Beispiele sollen veranschaulichen, auf welche Art und Weise wir über die Botschaft unserer Gefühle und potenzielle Lösungsansätze nachdenken können. Es sind jedoch lediglich Beispiele, die dazu gedacht sind, dich zu inspirieren, die jedoch nicht deine individuelle Lösung darstellen müssen. Denn die Botschaft hinter deinen Gefühlen ist so individuell wie dein Fingerabdruck.

Aus diesem Grund wirst du dich in Teil 2 dieses Buches intensiv mit der individuellen Botschaft hinter deinen eigenen Gefühlen auseinandersetzen. Die folgenden Ausführungen kannst du dabei als Anregung nutzen.

Podcast Empfehlung
79 | »Was wollen meine Gefühle mir sagen?«

Den Podcast findest du unter dem Namen »Lifestyle schlank« auf allen Podcast-Apps und auf meiner Webseite shinecoaching.de.

Angst

Die Angst ist einer unserer Urinstinkte und schützt uns vor Gefahren. Sie tritt in den unterschiedlichsten Lebenslagen auf und mahnt uns zur Vorsicht. Sie hält uns zum Beispiel davon ab, uns zu nah einer Klippe zu nähern oder die Bahngleise zu überqueren, wenn gerade ein Zug einfährt. Angst ist ein gesunder Mechanismus, der uns davor schützt, uns zu verletzen oder zu erkranken.

Wie du bereits erfahren hast, prüft unser Gehirn jede Situation, insbesondere Veränderungen, automatisch auf ihre Bedrohlichkeit. Angst hilft dir dabei, eine Situation einzuschätzen und entsprechend zu handeln. Bei Gefahr reagierst du entweder mit Angriff oder Flucht. Hast du das Gefühl, dass du dich einer potenziellen Bedrohung stellen kannst, reagierst du instinktiv mit Gegenmaßnahmen (Angriff). In diesem Fall bewirkt die Angst, dass du handelst, um die Lage zu bewältigen. Dabei greifst du auf deinen bisherigen Erfahrungsschatz zurück. Stellst du bei deiner Bewertung auf der anderen Seite fest, dass du der Lage nicht gewachsen bist, kommt der Fluchtinstinkt zum Einsatz und du suchst nach Wegen, um der Situation zu entkommen (Flucht).

Bei Ängsten handelt es sich um ein weites Spektrum. Viele Angstzustände sind völlig normal und haben eine positive Wirkung auf dein Leben. In der Psychologie wird zwischen rationalen Ängsten (Angst als Zustand) und irrationalen Ängsten (Angst als Eigenschaft) unterschieden. Rationale Ängste werden als vorübergehende Emotion infolge einer realen Gefahr verstanden. Aus Angst schwimmst du im Meer nicht zu weit allein raus, schließt nachts deine Haustüre ab, achtest darauf, dass die Autobremsen funktionieren und näherst dich der Steilen Klippe nicht zu sehr. In diesen Fällen gibt es eine reale Gefahr, die du instinktiv vermeidest.

Bei irrationalen Ängsten hingegen werden Situationen auch ohne akute Bedrohungen als gefährlich eingeschätzt. Du machst dir zum Beispiel Sorgen darüber, dass dein neuer Job noch schlimmer wird als der jetzige. Du fürchtest dich vor einem neuen Abnehmversuch, weil du eventuell scheitern könntest. Aus Angst vor Ablehnung meidest du gewisse Menschen oder Situationen. In einer akuten Bedrohung schützen Ängste und treiben uns an, zu handeln. Sie sorgen sogar dafür, dass wir Leistungen erbringen, zu denen wir unter normalen Umständen niemals fähig wären. In riskanten Situationen schütten die Nebennieren die Hormone Adrenalin und Noradrenalin aus, die bewirken, dass das Herz schneller schlägt und das Blut mehr Sauerstoff bindet. Somit ist der Körper besser in der Lage, sich zu verteidigen und zu fliehen.

Nicht umsonst gibt es das Sprichwort, demnach Angst Flügel verleiht. Rationale Ängste in Folge realer Gefahren sind also wirklich wichtig und sinnvoll. Irrationale Ängste haben hingegen einen lähmenden Effekt auf unser Leben. Sie hindern uns daran, unsere Träume und Ziele zu verfolgen und zu erreichen. Im Extremfall können sie uns sogar psychisch ruinieren.

Wenn ich in diesem Buch darüber spreche, die Botschaft hinter der Angst zu verstehen, dann spreche ich nie von rationalen, sondern immer von der Botschaft irrationaler Ängste. Außerdem spreche ich von einem Ausmaß irrationaler Ängste, das noch nicht als krankhaft diagnostiziert werden würde. Sobald ein gewisses Maß an irrationalen Ängsten überschritten wird, spricht man in der Psychologie von einer Angststörung oder auch Angsterkrankung. Dazu gehören zum Beispiel die Agoraphobie, Spezifische Phobie, Soziale Phobie, Panikstörung und Generalisierte Angststörung.

Solltest du spüren oder auch nur ahnen, dass deine Ängste ein krankhaftes Ausmaß angenommen haben, ist das Handlungsbedarfssignal immer, professionelle Hilfe in Form von Psychotherapeut:innen zu beanspruchen. In Deutschland werden Angsterkrankungen in der Regel von Verhaltenstherapeut:innen behandelt und die Kosten werden in den allermeisten Fällen von den Kassen übernommen.

Viele Ängste, die wir in uns tragen, sind jedoch weder krankhaft noch eine Reaktion auf eine akute Bedrohung, sondern einfach erlernt. Häufig reagieren wir mit Angst, deren Ursprung in der Vergangenheit liegt, auf eine aktuelle Situation. Dabei handelt es sich oft um sogenannte Urängste, die durch schmerzliche Erfahrungen in der Vergangenheit entstanden sind. Nachdem uns beispielsweise das Herz gebrochen wurde, leben wir ständig mit der Angst, dass dies in Zukunft wieder passieren könnte. Nachdem wir bei etlichen Abnehmversuchen gescheitert sind, leben wir mit der Angst, wieder zu versagen. Nachdem wir in der Schule ein schlechtes Zeugnis erhielten, leben wir ein Leben lang mit der Angst, im Berufsleben nicht gut genug zu sein. Mit allen Mitteln versuchen wir, uns vor diesen potenziellen Verletzungen zu schützen, was letztlich dazu

führt, dass wir unser Herz verschließen und uns nicht für neue Erfahrungen öffnen.
Es lohnt sich deshalb einmal genau hinzuschauen, um die Absicht deiner Ängste zu verstehen. Es liegt eine unglaubliche Kraft darin, nicht mehr vor den eigenen Ängsten wegzulaufen, sondern in ihnen die Botschaft für Heilung, Loslassen und Wachstum zu entdecken. Um Heilung zu erfahren und deine Ängste loszulassen, ist es essenziell, die Ängste anzuerkennen und dir zu erlauben, mit diesen Gefühlen »zu sein«.
Solange wir gegen unsere Ängste kämpfen und diese unterdrücken, kämpfen wir gegen uns selbst, was schließlich nur dazu führt, dass die Ängste weiterwachsen. Erst wenn wir Frieden mit unseren Ängsten schließen, können wir ihre Botschaft verstehen.
Anstatt uns von unseren Ängsten lähmen und einschränken zu lassen, können wir sie nutzen, um ins Handeln zu kommen. Hinter der Angst versteckt sich das größte Potenzial für positiven Wandel. Handelt es sich bei unserer Angst zum Beispiel um eine Angst, die das Kollektiv betrifft, wie zum Beispiel die Klimakrise, können wir diese Angst in Energie transformieren, die uns antreibt, Initiative zu ergreifen und uns aktiv für unsere Umwelt einzusetzen. Bezieht sich die Angst auf unser persönliches Wachstum wie beispielsweise die Angst vor Veränderung, sei es beruflich, geographisch, beziehungstechnisch oder körperlich, dann können wir auch hier die Energie dieser Angst in Antriebskraft verwandeln. Die Botschaft hinter unseren Ängsten ist immer, etwas aktiv in die Hand zu nehmen, anstatt sich mit den Gegebenheiten abzufinden.
Das bedeutet natürlich auch, dass wir auch hier wieder einmal unsere Komfortzone verlassen müssen. Ich weiß, das ist immer leichter gesagt als getan, trotzdem ist es genau die Handlung, der es bedarf. Auch Angst ist Energie, die niemals verschwindet, sondern lediglich umgewandelt werden kann. Sobald wir ein Bewusstsein für unsere Ängste entwickelt haben, liegt es in unserer Hand, ob wir unsere Ängste in etwas Schädliches wie Übergewicht, Migräne, Magengeschwüre, Depression oder Sucht verwandeln oder in etwas Heilendes wie Selbstvertrauen.
Der Gegenpol der Angst ist Selbstvertrauen! Hinter unseren Ängsten verbirgt sich also das größte Potenzial für eine vertrauensvolle Beziehung zu uns selbst. Unsere Ängste bieten uns die beste Gelegenheit, das eigene Selbstvertrauen zu stärken, während Selbstvertrauen gleichzeitig dafür sorgt, dass wir weniger Ängste empfinden. Die Betonung liegt auf

»weniger« Ängste. Der Tag, an dem wir keine Ängste mehr empfinden, wird nämlich niemals eintreten. Da das sehr oft missverstanden wird, möchte ich das an dieser Stelle noch einmal betonen: Der Tag, an dem wir angstfrei sind, existiert nicht!

Ängste, auch irrationale Ängste, sind das Natürlichste der Welt und gehören zu unserem Dasein dazu. Das Ziel ist also nicht, keine Ängste mehr zu empfinden, sondern einen konstruktiven Umgang mit unseren Ängsten zu entwickeln. Der erste Schritt auf dem Weg zu einem konstruktiven Umgang mit deinen Ängsten ist wie immer, ein Bewusstsein für deine Ängste zu entwickeln. Solange du deine Ängste vermeidest, verdrängst, betäubst oder künstlich aufbauschst, wirst du kein Bewusstsein für ihre Botschaft entwickeln. Du musst zunächst aufhören, dich gegen deine Ängste zu wehren, und dich trauen, sie zuzulassen. Sobald du deine Ängste zulässt, kannst du anfangen, sie zu beobachten. Das Beobachten deiner Ängste wird dir etwas ganz Wichtiges aufzeigen, nämlich dass du zwar Ängste hast, aber dass du nicht deine Ängste bist. Das zu erkennen, wird dir helfen, dich weniger mit deinen Ängsten zu identifizieren. Ja, du hast Ängste, wir alle haben Ängste, aber du bist nicht grundsätzlich ängstlich. Bei jeglichen Emotionen ist es wichtig, diese klar von der eigenen Identität zu trennen.

Sobald du deine Ängste beobachtest, wirst du außerdem wahrnehmen, wie du deine Ängste entstehen lässt. Auch Angst ist ein Gefühl und wie du bereits erfahren hast, entstehen unsere Gefühle aus unseren Gedanken, folglich entstehen auch unsere Ängste aus unseren Gedanken. Irrationale Ängste befallen uns nicht einfach, sondern wir machen uns diese Ängste durch unsere Gedanken. Es ist nicht die Höhe, das Flugzeug, die Spinne, der Jobwechsel, die Liebe, die uns Angst macht, es sind unsere Gedanken dazu. Bei irrationalen Ängsten lassen wir in unseren Gedanken Bilder von einem schrecklichen Ausgang der Situation entstehen. Diese selbstgemachten internen Bilder lösen das Angstgefühl in uns aus.

Bei Ängsten geht es also weniger um die Frage, woher sie kommen, sondern mehr darum, zu verstehen, wie wir sie kreieren. Um einen konstruktiven Umgang mit unseren Ängsten zu erlernen, ist es sogar noch wichtiger, herauszufinden, was die oder derjenige macht, die/der in gleichen Situationen keine Angst empfindet und sich stattdessen sicher und geborgen fühlt.

BEISPIEL

Stell dir vor, das frisch verliebte Pärchen Peter und Sabine sitzt nebeneinander im Flugzeug auf dem Weg in den Strandurlaub, während du die Möglichkeit hast, aus der Beobachterperspektive ihre Gedanken zu inspizieren. Dabei beobachtest du, wie Peter davon träumt, gemeinsam mit Sabine am Strand zu sitzen, einen Cocktail zu schlürfen und den Sonnenuntergang zu genießen. Während er an dieses zukünftige Ereignis denkt, sitzt er entspannt mit einem Lächeln im Gesicht auf seinem Sitz und trinkt einen Schluck von dem Tomatensaft, den die Stewardess zuvor serviert hat.

Zur gleichen Zeit sitzt Sabine mit geballten Fäusten, eingefallenen Schultern und zusammengepressten Lippen neben Peter. Als du ihre Gedanken beobachtest, wird dir klar, woher diese Anspannung kommt. Während Peter von einem romantischen Sonnenuntergang träumt, träumt Sabine davon, wie das Flugzeug jeden Moment abstürzt. Vor ihrem inneren Auge sieht sie alles genau vor sich: wie die Stewardessen hektisch durch den Flieger rennen, die Sauerstoffmasken herunterfallen, die Gepäckklappen sich öffnen und Handgepäck wie wild durch den Flieger wirbelt usw.

Von außen betrachtet befinden sich Peter und Sabine in der exakt gleichen Situation. Sie sitzen beide im gleichen Flieger und sind damit dem gleichen Risiko ausgesetzt. Der einzige Unterschied sind ihre Gedanken. Ihre Gedanken beeinflussen wiederum ihre Gefühle, ihre Körperhaltung und ihr Verhalten. Aus diesem Grund ist das Handlungsbedarfssignal, das sich hinter den irrationalen Ängsten verbirgt, zum einen achtsamer mit den eigenen Gedanken zu sein und zum anderen dein Selbstvertrauen zu stärken. Dein Selbstvertrauen stärkst du, indem du mit kleinen, aber gewillten Schritten trotz deiner Ängste losgehst. Wichtig ist dabei, dass du dich weder unter- noch überforderst. Die Komfortzone ist in drei Schichten eingeteilt.

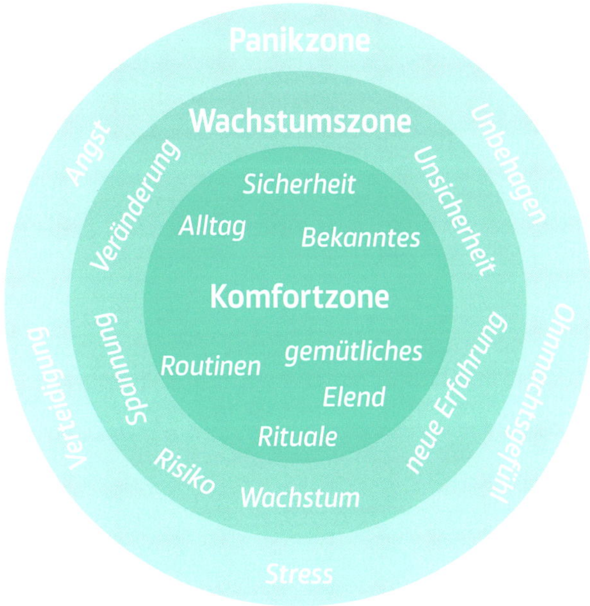

Die Komfortzone → Die Wachstumszone → Die Panikzone

Du solltest niemals aus der Komfortzone direkt in die Panikzone übergehen, sondern dich immer in kleinen Schritten der Wachstumszone nähern. Wichtig ist jedoch, dass du dich bewegst und nicht stehenbleibst. Denn, wie bereits erwähnt, ist Stillstand der unnatürlichste und ungesündeste Zustand von allen.

Was dir außerdem dabei helfen wird, diese kleinen Schritte zu gehen, ist der achtsame Umgang mit deinen Gedanken. Anstatt dir das Worst-Case-Szenario auszumalen, fokussiere dich immer auf den Best-Case. Denke daran, deine Energie folgt immer deiner Aufmerksamkeit. Deshalb richte deine Aufmerksamkeit in Momenten der Angst nicht auf das, was du nicht erleben möchtest, sondern auf das, was du erleben möchtest. Mach es im übertragenen Sinne wie Peter und denke an den Strandurlaub, anstatt an den Flugzeugabsturz. Trainiere dich darin, negative Worst-Case-Gedanken aufmerksam wahrzunehmen, um dieses Muster im gleichen Moment mit einem Best-Case-Gedanken zu unterbrechen.

Stell dir vor, du fürchtest dich vor einem anstehenden Vorstellungsgespräch, weil du vor deinem inneren Auge schon siehst, wie dir der Per-

sonalleiter mit grimmigem Gesicht gegenübersitzt und fiese Fragen stellt, auf die du verunsicherte Antworten gibst. In dem Moment, in dem du diesen Gedanken wahrnimmst, wird dir bewusst, dass deine Angst genau aus diesem Gedanken heraus in dir entstanden ist. Allein die Beobachtung dieses Gedankens unterbricht das Muster und die weitere Ausbreitung der Angst. Nun hast du die Möglichkeit, diesen Gedanken mit einem anderen Gedanken zu ersetzen. In dem Moment solltest du dich Fragen, was wäre der beste Ausgang dieser Situation? Automatisch wirst du dir vorstellen, wie du mit einem Lächeln im Gesicht souverän auf die Antworten eines gar nicht so grimmigen Personalleiters antwortest. Und schon schüttet dein Körper andere Botenstoffe aus, die in dir ein positives Gefühl von Zuversicht und Selbstvertrauen auslösen.
Wenn es also Dinge in deinem Leben gibt, die du aus Angst nicht tust, dann Frage dich immer, welche Gedanken in dir die Angst auslösen. Beobachte daraufhin diese Gedanken genau und stell dir die Frage, welchen Ausgang der Situation du dir eigentlich wünschst. Trainiere dich darin, diese positiven Gedanken auch wirklich zuzulassen und dir nicht von den ängstlichen Gedanken reinquatschen zu lassen. Die positiven Gedanken werden dann von ganz allein für angenehme Gefühle sorgen, diese werden dich wiederum dabei unterstützen, den Mut für den ersten kleinen Schritt aufzubringen. Mit dem ersten gegangen Schritt und der damit verbundenen positiven Erfahrung wächst gleichzeitig dein Selbstvertrauen, welches deine Gefühle erneut positiv beeinflusst und dich dazu ermutigt, anschließend auch den nächsten kleinen Schritt zu gehen.

Wut

Zwar tritt Wut in unterschiedlichen Intensitäten von leichtem genervt Sein über Zorn bis hin zu Hass auf, trotzdem wird sie als eine der stärksten Emotionen überhaupt wahrgenommen. Sowohl bei uns selbst als auch bei anderen Menschen erleben wir Wut als etwas Unkontrolliertes, vor dem wir uns fürchten.
Schon als Kind flößen uns laute, wild gestikulierende Erwachsene Angst ein. Aber auch das eigene jähzornige und zerstörerische Verhalten erleben wir als Kind als etwas Abschreckendes.

Tatsächlich hat die Wut auch gesellschaftlich ein großes Imageproblem. In der katholischen Kirche gilt Wut oder Zorn sogar als Todsünde. So kommt es, dass wir das Gefühl von Wut von klein auf als negativ bewerten und schwer bemüht sind, jeden Anflug im Keim zu ersticken.

Leider bringt uns niemand bei, zwischen dem wütenden Gefühl und dem wütenden Verhalten zu unterscheiden. Das wütende Gefühl hat wie jedes Gefühl seine Daseinsberechtigung, es sei denn, es handelt sich mal wieder um eine körperliche Entzugserscheinung unseres Körpers. Denn so wie wir nach dem Dopaminrausch, ausgelöst durch das Essen von Schokolade, süchtig werden können, können wir auch nach dem hormonellen Chemiecocktail gewisser Gefühle süchtig werden.

So kommt es, dass viele Menschen unbewusst süchtig nach dem Gefühl der Wut sind. Das führt dazu, dass sie unbewusst ihren Fokus auf all das richten, das Wut in ihnen auslöst, und so wird die Welt schnell zu einem hasserfüllten Ort. Viele Menschen laden sich täglich mit Kleinigkeiten auf, die das wütende Gefühl in ihnen bestärkt. Ob zu Hause, im Job, in der Nachbarschaft oder im Straßenverkehr – überall tauchen unendlich viele Möglichkeiten auf, sich einmal richtig zu ärgern. Der Partner, der mal wieder nicht den Müll runterbringt, sich mehr für sein neues Hobby als für uns interessiert, der zu viel arbeitet und zu wenig Zeit mit den Kindern verbringt oder einfach nicht zuhören kann.

Die Partnerin, die mal wieder nur am Nörgeln ist, der man nichts recht machen kann, die zu viel quatscht und zu selten Lust auf Sex hat.

Die Kinder, die mal wieder nicht ihr Zimmer aufgeräumt haben, die schlechte Noten nach Hause bringen, das Kaninchen nicht füttern, sich tätowieren lassen, zu spät nach Hause kommen oder sich mit den Lehrern streiten.

Die eigenen Eltern, die uns zu oft kritisieren und zu selten loben, die uns mit unseren Geschwistern vergleichen und uns bis heute das Gefühl geben, nicht gut genug zu sein.

Die Schwiegermutter, die sich ständig in private Angelegenheiten einmischt, unangemeldet auftaucht, und sich im Ton vergreift.

Der Verkäufer im Supermarkt, der auch mal etwas schneller sein könnte.

Der Mann, der im Restaurant lautstark mit dem Handy telefoniert.

Das teure Rumpsteak im Restaurant, das wirklich etwas mehr durch sein hätte können.

Die Frau an der Kasse, die sich ganz ungeniert vordrängelt.

Der Autofahrer, der mit 80 gemütlich auf der Überholspur fährt.
Der Hundebesitzer, der das Häufchen nicht wegräumt.
So könnte ich ewig fortfahren, denn wenn es irgendwo keinen Mangel gibt, dann an Möglichkeiten, uns über andere Menschen aufzuregen. Vielleicht hörst du gerade auch schon dein Ego schreien: »Was kann ich denn dafür, wenn es auf der Welt so viele Idioten gibt?« Die Antwort lautet: gar nichts! Aber du kannst dir zuliebe daran arbeiten, nicht auch ein Idiot zu sein.
Nimm dir einen Augenblick Zeit, um folgende Frage zu beantworten: Auf einer Skala von 1 bis 10, wie wichtig ist dir Frieden und Zufriedenheit? (1 gar nicht wichtig / 10 sehr wichtig)
Ich nehme an deine Antwort lag irgendwo über 5.
Jetzt meine nächste Frage: Hast du dich jemals bewusst dazu entschieden, ein Leben in Frieden zu erschaffen?
Wahrscheinlich nicht. Ich vermute, dass das der Tatsache geschuldet ist, dass dir bisher gar nicht bewusst war, dass du die Macht dazu hast. Die meisten Menschen denken, dass ein friedvolles Miteinander immer nur möglich ist, wenn beide Parteien an ihrer Einstellung, ihrer Meinung und an ihrem Verhalten arbeiten. Ich behaupte aus eigener Erfahrung das Gegenteil. Ich sage, dass wir selbst alles in uns tragen, um tiefen Frieden und eine starke Zufriedenheit zu empfinden, selbst dann, wenn alle anderen so bleiben wie sie sind.
Wir können uns jeden Tag dazu entscheiden, ein harmonischer und friedlicher Mensch zu werden. Ich behaupte nicht, dass es einfach ist. Ich sage lediglich, dass es wie alles mit Übung möglich ist. Wir können uns selbst ein Leben in Frieden, in Freude und in tiefer Zufriedenheit erschaffen. Erinnerst du dich, als ich dich im Teil über Ängste gefragt habe, wie du dir diese Angst machst? Für Wut gilt dasselbe. Du denkst wahrscheinlich, die Person macht dich wütend. Das ist jedoch ein Trugschluss.

Achtung Ego-Trigger!

Die Wahrheit ist: DU ärgerst dich selbst. Mit deinen Gedanken und deinem daraus entstandenen Verhalten bringst du dich selbst in Rage und lässt dieses Gefühl von Wut in dir entstehen. Ohne dir über diesen Vorgang überhaupt bewusst zu sein, konntest du in der Vergangenheit auch gar nicht anders reagieren. Denn ohne Bewusstsein, keine Veränderung. Jahrelang hast du dich wahrscheinlich ohnmächtig dem Verhalten von

anderen Menschen ausgeliefert gefühlt. In Wirklichkeit warst du jedoch bloß deinen eigenen Gedanken gegenüber ohnmächtig.
Das kannst du zum Glück in Zukunft ändern. Wut ist wie auch Angst eine überlebenswichtige Emotion, weil sie Energie mobilisiert, um Schädigendes und Bedrohliches abzuwehren. Die Frage ist nur, was bewerten wir als schädigend und bedrohlich? Erinnere dich wieder: Nichts hat irgendeine Bedeutung, außer der Bedeutung, die wir den Dingen geben.
Ist die offene Zahnpastatube wirklich gefährlich? Stellt der laut telefonierende Mann neben uns wirklich eine Bedrohung dar? Ist der langsame Verkäufer im Supermarkt wirklich ein Grund dafür, in Rage zu geraten? Viele alltägliche Begegnungen mit anderen Menschen werden den Kriterien für eine echte Bedrohung nicht gerecht. An dieser Stelle sollten wir anfangen, an unseren Bewertungen zu arbeiten. Meistens sind es nämlich gar nicht wirklich die Verhaltensweisen, die uns ärgern, sondern die Tatsache, dass wir glauben, dass das Gegenüber sich absichtlich so verhält, um uns zu schaden. Das hängt damit zusammen, dass wir geprägt durch unsere inneren Überzeugungen unbewusst Regeln aufstellen, wie sich andere Menschen uns gegenüber zu verhalten haben, damit wir uns geliebt, respektiert und wertgeschätzt fühlen.

»

»Mein Partner muss seine Freizeit zu 100 %
mit mir verbringen, sonst liebt er mich nicht.«

»Mein Mann muss mir immer die Tür aufhalten,
sonst wertschätzt er mich nicht mehr.«

»Meine beste Freundin muss mindestens einmal die Woche
anrufen und fragen, wie es mir geht,
sonst hat sie das Interesse
an unserer Freundschaft verloren.«

«

Das Problem an der Sache ist jedoch, dass wir diese Regeln meistens nicht klar nach außen kommunizieren. Das liegt wiederum daran, dass wir uns selbst über die meisten Regeln gar nicht bewusst sind. Wenn wir selbst die internen Regeln, die über unser Wohlbefinden entscheiden, nicht kennen, wie soll sich dann eine andere Person an diese Regel halten?

Das Handlungsbedarfssignal hinter der Wut könnte also sein, sich diese internen unbewussten Regeln zunächst einmal bewusst zu machen, um dann die wichtigen und bedeutsamen Regeln unseren Mitmenschen in Zukunft klar und deutlich mitzuteilen. Regeln klar und unmissverständlich zu kommunizieren, versteht man auch als gesunde Grenzen setzen. Unsere Wut auf eine Person basiert oft auf der Tatsache, dass diese Person gar nicht weiß, was uns besonders wichtig ist. Wir haben zwar die Erwartung und den Anspruch, dass uns nahestehende Menschen wissen müssen, wie wir fühlen, doch es ist nicht die Aufgabe unseres Gegenübers unsere Gefühle zu erahnen, sondern es ist unsere Verantwortung, unsere Gefühle zu kommunizieren. Das Gefühl der Wut enthält meist die Botschaft, dass wir dieser Verantwortung zu wenig nachgekommen sind.

Sollte Wut eine übergeordnete Rolle in deinem Leben spielen, kann es auch gut sein, dass die Wut noch zwei weitere Botschaften für dich hat. Zum einen ist es möglich, dass du zu viele Regeln aufgestellt hast, die es dir schwer machen, dich gelassen und glücklich zu fühlen. Sobald du zu viele Erwartungen an dein Umfeld hast, kannst du eigentlich immer nur enttäuscht werden. Erwartungen entstehen dadurch, dass wir von unseren eigenen Prinzipien ausgehen. Dabei sollten wir uns immer bewusstmachen, dass auch unsere Prinzipien nicht unbedingt immer »richtig« sein müssen, auch wenn wir starke Gefühle mit ihnen verbinden. Unsere Prinzipien sind das Produkt unserer inneren Überzeugungen und wie du beim Lesen dieses Buches wahrscheinlich mehrfach bemerkt hast, entsprechen unsere Überzeugungen nicht immer der Wahrheit.

Ich habe mal eine Podcastfolge gemacht, die heißt »Warum wir nur wir sein können, wenn wir andere anders sein lassen«, in der es genau darum geht (Folge 98). Wir lernen schon früh, wie »man« sich in dieser Welt zu verhalten hat. Verhält sich jemand anders als »man«, wird das Verhalten sofort negativ bewertet.

> *»Man hält die Gabel links und das Messer rechts.*
> *Man prahlt nicht mit seinen Erfolgen.*
> *Man isst den Teller leer.*
> *Man trägt mit Übergewicht keine hautenge Kleidung.*
> *Man begrüßt sich mit der rechten Hand.«*

Wir sind jedoch nicht nur Opfer dieser Bewertungen, sondern durch unsere internen Regeln oft auch Täter. Nicht nur wir werden anhand dieser unsichtbaren gesellschaftlichen Gesetze bewertet, sondern auch wir bewerten andere Menschen. Jeder Mensch hat jedoch das Recht, sein Leben selbst zu gestalten und gleichzeitig nicht das Recht, andere Menschen für ihre Art zu Leben zu verurteilen oder sie eines Besseren zu belehren. Wir wünschen uns immer mehr Toleranz von unserem Umfeld, ohne zu bemerken, dass wir selbst oft wenig tolerant sind.
Meine Empfehlung ist deshalb, sich der Dinge bewusst zu werden, die wirklich wichtig für uns persönlich sind und diese klar und unmissverständlich zu kommunizieren. Und bei allen anderen »unnötigen« Regeln etwas großzügiger mit unserem Umfeld zu werden. Wenn es dir beispielsweise wichtig ist, dass dein Mann dir mit den schweren Einkaufstüten hilft, dann sag ihm das. Wenn es dir hingegen egal ist, ob dein Mann das Messer beim Essen in der rechten oder in der linken Hand hält, dann belehre ihn nicht, nur weil du es anders beigebracht bekommen hast.
Wenn Wut dein ständiger Begleiter ist, kann das außerdem ein Zeichen dafür sein, dass du lernen solltest, die Vergangenheit loszulassen und dir selbst und anderen zu vergeben. Oft sind es nämlich gar nicht wir, die gerade wütend sind, sondern unsere verletzte Kinderseele. Auch bei unserem Gegenüber ist es oft das innere Kind, das tobt und Ärger auslöst. Meistens streiten also gar nicht zwei Erwachsene miteinander, sondern zwei verletzte Kinderseelen. Das ist auch der Grund, warum es in unseren Partnerschaften, Familien, Arbeitsplätzen oder Sportvereinen oft immer noch zugeht wie im Kindergarten.
Umso wichtiger ist es, zu verstehen, dass die Menschen, die uns am meisten zur Weißglut bringen, unsere Wut nicht verursachen, sondern durch ihr Verhalten ein lange vorhandenes Ur-Gefühl in uns auslösen. Das ist ein großer Unterschied! Dieses Verständnis wird nach und nach zu der Erkenntnis führen, dass du nicht anderen Menschen, sondern dir selbst zuliebe vergeben solltest.
Mit Vergebung ist nicht gemeint, dass wir das Verhalten, das uns einst so verletzt hat, in irgendeiner Weise gutheißen oder akzeptieren. Lewis Smedes, ein bekannter Autor und Theologe, hat einmal gesagt:

»Vergebung bedeutet, einen Gefangenen freizulassen und zu entdecken, dass man selbst der Gefangene war.«

Und so ist es. Wir vergeben nicht, um anderen Menschen die Absolution zu erteilen, sondern um uns selbst von negativen Gefühlen, wie zum Beispiel Wut zu befreien. Solange wir anderen Menschen immer wieder Schuldzuweisungen machen, und sei es nur gedanklich, erleben wir das Gefühl von Wut immer und immer wieder. Die Vergangenheit ist vorbei, doch wir holen sie mit vorwurfsvollen Gedanken immer wieder ins Hier und Jetzt zurück. Schlimm genug, dass wir in der Vergangenheit von jemandem schwer verletzt wurden, umso wichtiger ist es, dass wir dieser Person in der Gegenwart nicht weiterhin die Macht über unsere Gefühle geben. Vergebung bedeutet, dass wir Verantwortung für unsere Gefühle im Hier und Jetzt übernehmen. Die meisten Menschen sind heute unglücklich, weil sie ihr Gestern nicht mochten. Indem wir weiterhin wütende Gedanken denken, produziert unser Körper immer wieder chemische Signale, die die Wut im jetzigen Moment wieder aufkochen lassen. Das führt dazu, dass wir im gegenwärtigen Augenblick, in dem eigentlich alles Bestens sein könnte, uns selbst diese Verletzung immer und immer wieder zuführen. Damit schaden wir jedoch nicht der Person, die uns verletzt hat, sondern ausschließlich uns selbst.
Mahatma Gandhi hat einmal gesagt:

»Jemand anderem Vorwürfe zu machen, ist wie selbst Gift zu trinken, in der Hoffnung, dass der andere stirbt.«

Wir haben leider keinen Einfluss darauf, welches Leid uns andere Menschen zufügen, aber wir haben immer Einfluss darauf, wie viel Leid wir uns zusätzlich selbst zufügen. Und gerade, wenn wir schlimme Dinge erlebt haben, haben wir es besonders verdient, wieder glücklich zu sein.
Als Nelson Mandela nach 27 Jahren Gefangenschaft endlich freigelassen wurde, sagte er: »Als ich aus der Zelle durch die Tür in Richtung Freiheit ging, wusste ich, dass ich meine Verbitterung und meinen Hass zurücklassen musste, oder ich würde mein Leben lang gefangen bleiben.«
Die Grundvoraussetzung, um im Hier und Jetzt glücklich und zufrieden zu sein, ist, das, was war, zu akzeptieren und dort zu lassen, wo es pas-

siert ist, nämlich in der Vergangenheit. Oft halten wir so stark an der Vergangenheit fest, weil wir nicht akzeptieren wollen, was geschehen ist. Wir sind der Meinung, dass die Vergangenheit anders hätte ablaufen müssen, und rebellieren unbewusst gegen gemachte Erfahrungen. Indem wir dann an Vorwürfen und Schuldzuweisungen festhalten, meinen wir ein Exempel zu statuieren. Unbewusst entsteht dadurch in uns jedoch die Hoffnung, dass wir damit die Vergangenheit doch noch verändern können. Doch die Vergangenheit ist vorbei und kann nicht mehr verändert werden. Was wir jedoch verändern können, ist die Gegenwart und die Zukunft. Das größte Geschenk, das du dir selbst machen kannst, ist loszulassen, den Koffer endlich abzustellen, zu vergeben und nach vorn zu blicken.

Um eine Erfahrung loszulassen, müssen wir jedoch zunächst akzeptieren, dass wir sie erlebt haben, und die Hoffnung auf eine bessere Vergangenheit aufgeben. Ich weiß, das klingt unheimlich hart, gleichzeitig ist es jedoch der Schlüssel zu einer glücklicheren Zukunft. Solange wir im Widerstand gegen die Erfahrung selbst sind und uns ständig wütend fragen, warum ausgerechnet uns das widerfahren musste, richten wir unsere gesamte Aufmerksamkeit auf die Verletzung und sorgen dafür, dass auch unsere gesamte Energie dorthin fließt. Stattdessen sollten wir unsere Aufmerksamkeit auf die Heilung richten und unsere Energie nutzen, um uns eine glückliche und zufriedene Gegenwart und Zukunft zu erschaffen.

An dieser Stelle ist mir noch einmal ganz wichtig zu betonen, dass wenn ich davon spreche, die Vergangenheit anzunehmen und zu akzeptieren, ich nicht meine, dass wir gutheißen sollten, was passiert ist. Es bedeutet lediglich aufzuhören, gegen etwas zu kämpfen, das wir nicht mehr verändern können und stattdessen unsere Energie freizumachen für das, was in unserer Macht steht.

Vergebung bedeutet auch nicht, dass wir der anderen Person mitteilen müssen, dass wir ihr vergeben haben. Es bedeutet schon gar nicht, dass wir eine Entschuldigung dieser Person einholen sollten. Nein! Der Prozess der Vergebung ist ein innerlicher Prozess, in dem wir gedanklich mit einem Erlebnis abschließen, unabhängig davon, was im Außen geschieht.

Ich habe letztens ein Zitat von Christian Bischof gelesen:

»Ich wusste nie, wie mental stark ich bin, bis ich einem Menschen verziehen habe, der nie etwas bereut hat und eine Entschuldigung akzeptierte, die ich nie erhielt.«

Das ist Vergebung! Wir vergeben nicht diesem Menschen zuliebe, sondern uns selbst zuliebe. Denn wenn wir es nicht tun, sorgt jede Verletzung oder Enttäuschung dafür, dass wir ein Stück Lebensfreude verlieren. Wir lassen dann sozusagen freiwillig zu, dass ein Moment, in dem wir verletzt, verlassen, beschimpft, gedemütigt oder verraten worden sind, unser gesamtes Leben negativ beeinflusst.
Vergebung bedeutet auch, dass wir vertrauen, dass jede Erfahrung, war sie noch so schmerzhaft, für etwas gut ist. Um als Mensch wachsen zu können, brauchen wir alle Erfahrungen, nicht nur die schönen. Wir brauchen die schmerzhaften Erfahrungen, um daraus zu lernen, was wir in Zukunft nicht mehr erleben wollen.
Licht und Dunkelheit haben denselben Wert! Wo es keine Dunkelheit gibt, da gibt es auch kein Licht! Wo es keine Krankheiten gibt, da gibt es auch keine Gesundheit! Wo es keinen Schmerz gibt, gibt es auch keine Freude! Wo es kein Leid gibt, gibt es auch kein Mitgefühl. Die Kunst ist es, das zu erkennen und zu vertrauen, dass alles einem Größerem, einer Erkenntnis, dem Wachstum oder einer Bewusstseinserweiterung dient. Nur wenn wir wissen, wie es sich anfühlt, verlassen, verletzte, gedemütigt oder einsam zu sein, können wir das auch im anderen erkennen und uns mitfühlend und tolerant verhalten.
Solange wir anderen Menschen Vorwürfe für unser eigenes »Unglück« machen, sind wir immer gleichzeitig Opfer und Täter. Wenn wir über Wut und Vergebung sprechen, sollten wir uns immer bewusst machen, dass die Wahrscheinlichkeit sehr hoch ist, dass wir in unserem Leben nicht nur verletzt wurden, sondern selbst auch schon viele Menschen verletzt haben. In den Momenten, in denen wir anderen einen Vorwurf machen, stellen wir uns nämlich oft verständnislos mit erhobenem Finger vor andere und kommunizieren, dass wir uns niemals so verletzend verhalten würden. Die Wahrheit ist jedoch, dass auch wir Menschen verletzten. Vielleicht nicht mit denselben Methoden, trotzdem verletzten wir bewusst oder unbewusst andere. Oft verletzen wir andere Menschen auch, weil wir eben selbst noch verletzt sind.
Im Englischen gibt es den weisen Spruch »hurt people hurt people!«

Der so viel bedeutet wie: »Verletzte Menschen verletzen Menschen!« Und genau das ist ein weiterer Punkt, warum Vergebung so wichtig ist. Vergebung hilft uns aus dem Teufelskreis auszusteigen. Wenn du beispielsweise dich dazu entscheidest deinen Eltern nicht zu verzeihen, dann nimmst du gedanklich diesen Schmerz mit in die nächste Generation. Aus deiner ungeheilten Verletzung entstehen bei deinen Kindern weitere Verletzungen. Wenn deine Kinder dann nicht wählen, dir zu vergeben, nehmen sie diese Verletzung wieder mit in die nächste Generation usw. Derjenige, der sich bewusst dazu entscheidet, diesen Teufelskreis durch die Kraft der Vergebung zu unterbrechen, heilt also nicht nur sich selbst, sondern ganze Familiengenerationen.

Vergebungsarbeit ist ein großes Thema, mit dessen Inhalten ich allein ein ganzes Buch füllen könnte. Ich möchte dich hier nur dazu inspirieren, dich mit diesem wichtigen Thema einmal auseinanderzusetzen. Denn es hat nicht nur großen Einfluss auf dein Wohlbefinden, sondern beeinflusst auch nebenbei dein Essverhalten.

Wenn du merkst, dass dein Ego gegen den Gedanken zu vergeben rebelliert, denk immer daran, dass die Qualität deiner Gefühle am Ende die Qualität deines Lebens widerspiegeln wird. Umso mehr negative Gefühle du loslässt, desto höher steigt deine Lebensqualität. Wer loslässt, hat beide Hände frei und mit zwei freien Händen lassen sich die eigenen Träume und Ziele viel leichter verwirklichen.

Zusammengefasst möchte die Wut uns zum einen sagen, dass wir unsere Grenzen besser kommunizieren sollten, dass wir toleranter mit der Andersartigkeit unserer Mitmenschen umgehen sollten und dass wir vergeben und die Vergangenheit hinter uns lassen sollten.

Podcast Empfehlung

30 | »Warum Vergebung glücklich macht und beim Abnehmen hilft«

98 | »Warum wir nur wir sein können, wenn wir Andere anders sein lassen!«

Den Podcast findest du unter dem Namen »Lifestyle schlank« auf allen Podcast-Apps und auf meiner Webseite shinecoaching.de.

Selbstzweifel

Als Selbstzweifel bezeichnet man in der Psychologie die Zweifel an den eigenen Fähigkeiten. Das Gegenteil von Selbstzweifeln wäre Selbstvertrauen. In dem Wort Selbstvertrauen steckt das große Wort Vertrauen.
Denke nun einmal einen kurzen Moment darüber nach, welchem Menschen in deinem näheren Umfeld du stark vertraust. Wenn ich dich jetzt fragen würde, warum du diesem Menschen vertraust, was würdest du antworten? Nimm dir einen kleinen Augenblick und formuliere gedanklich eine Antwort, bevor du weiterliest.
Wahrscheinlich lautet deine Antwort in etwa so: Ich kenne Person X sehr gut und durch die jahrelange Erfahrung mit ihm/ihr weiß ich einfach, dass ich ihm/ihr vertrauen kann.
Vertrauen entsteht dadurch, dass wir Menschen gut kennen und aufgrund dessen ihre Reaktionen besser voraussehen können. Das Gleiche gilt für Selbstvertrauen. Um uns selbst mehr zu vertrauen und weniger an unseren Fähigkeiten zu zweifeln, sollten wir uns selbst erst einmal besser kennenlernen und uns unserer Selbst bewusst werden.
Von diesem Prozess leitet sich auch das Wort Selbstbewusstsein ab. Selbstbewusstsein bedeutet, dass wir uns unserer Stärken und Schwächen bewusst werden. Auch hier gilt wieder: ohne Bewusstsein keine Veränderung.
Leider leben wir in einer Gesellschaft, die ihren Fokus stark auf die Behebung von Schwächen legt, anstatt Talente zu fördern. Aus diesem Grund sind wir uns alle meist mehr über unsere Schwächen als über unsere Stärken bewusst. Weder im Kindergarten, in der Schule noch im Job werden Maßnahmen ergriffen, um unsere Talente kennenzulernen, geschweige denn, um diese zu fördern. Im Gegenteil, der Fokus liegt fast immer ausschließlich auf unseren Schwächen. Selbst in unseren Familien wird unseren Talenten meist weniger Beachtung geschenkt als unseren Schwächen.
Stell dir vor, ein Kind kommt mit einer 6 in Mathe und einer 1 in Sport nach Hause – was denkst du, über welche Note in der Familie am längsten gesprochen wird?
Richtig!
Auch im Forschungs- und akademischen Bereich ist diese Schwächenorientiertheit leider oft anzutreffen. So gibt es zum Beispiel mehr als

40.000 Studien über Depressionen, aber nur 40 Studien über das Thema Freude, Glück und Erfüllung.
Wie du mittlerweile gut weißt, folgt unsere Energie immer der Aufmerksamkeit. Wenn unser Fokus also ständig auf unseren Schwächen liegt und wir uns der meisten unserer Stärken nicht einmal bewusst sind, dann ist es doch kein Wunder, dass wir unter Selbstzweifeln leiden. Diese Schwächenfokussierung führt außerdem dazu, dass sich alles immer mühsam, anstrengend und wenig erfüllend anfühlt. Ob im Kindergarten, in der Schule oder später in unserem Job, wir werden immer wieder dazu ermutigt, unsere Schwächen zu erkennen, zu analysieren, um sie dann zu korrigieren. Diese Vorgehensweise ist gut gemeint und es besteht auch kein Zweifel daran, dass Fehler und Versagen untersucht werden müssen, jedoch sollten wir nicht 100 % unserer Aufmerksamkeit auf unsere Schwächen richten, sondern mehr Raum für unsere Talente und Stärken entstehen lassen.
Wenn nichts, was wir tun, sich jemals leicht und richtig anfühlt, weil es immer »Verbesserungsbedarf« gibt, wie soll dann so etwas wie Selbstvertrauen entstehen? Selbstvertrauen entsteht erst dann, wenn wir uns auch der anderen Seite unserer Selbst bewusst werden.
Die Botschaft hinter Selbstzweifeln könnte also sein, dass du deinen Fokus weg von deinen Schwächen hin zu deinen Stärken shiftest. Sobald du ein Bewusstsein für deine Stärken entwickelt hast, solltest du im zweiten Schritt anfangen, dein Leben so zu gestalten, dass diese Stärken vermehrt zum Einsatz kommen.
Jeder Mensch wird mit gleich vielen Talenten geboren, aber nicht jeder Mensch macht im gleichen Maße Gebrauch von ihnen. Damit du verstehst, was ich meine, wenn ich sage, dass jeder Mensch mit gleich vielen Talenten geboren wird, möchte ich dir kurz und sehr vereinfacht erklären, was ein Talent überhaupt ist.
In unseren ersten Lebensjahren entwickelt unser Gehirn eine Vielzahl von Gehirnzellen. Diese Gehirnzellen vernetzen sich untereinander mit sogenannten synaptischen Verbindungen. Diejenigen Bereiche des Gehirns, die stärker miteinander vernetzt sind, können besser und schneller miteinander kommunizieren als diejenigen, mit weniger starken synaptische Verbindungen.
Ein Talent ist am Ende des Tages nichts anderes als eine starke synaptische Verbindung. Welche Bereiche sich stärker miteinander verbinden

als andere ist eher ein Zufall. Fakt ist, dass jeder Mensch über starke und weniger starke synaptische Verbindungen verfügt und somit auch jeder Mensch über Talente verfügt. Das Problem ist nicht, dass unsere Talente unfair verteilt wurden, sondern dass die wenigsten Menschen sich über ihre Talente bewusst sind. Ohne dass du dir über deine Talente bewusst bist, kannst du natürlich auch keinen Gebrauch von ihnen machen. Außerdem ist es wichtig zu verstehen, dass ein Talent allein noch keine Stärke ist. Erst wenn wir unsere Talente mit Wissen und Fertigkeiten ausbauen, werden sie zu Stärken.

Talent + Wissen + Fertigkeiten = Stärke

Aufgrund einer besonders ausgeprägten synaptischen Verbindung könnte ein Talent von dir zum Beispiel sein, dass du besonders gern offen und kontaktfreudig auf Menschen zugehst. In diesem Fall wäre zum Beispiel der Beruf eines Verkäufers optimal für dich. Doch Kontaktfreudigkeit allein macht dich nicht zu einem starken Verkäufer. Erst das fundierte Wissen über die Produkte und die Fertigkeit, strategische Verkaufsgespräche zu führen, machen dein Talent zu einer echten Stärke. Es ist also zunächst einmal wichtig, ein Bewusstsein für deine Talente zu entwickeln, damit du diese durch Wissen und Fertigkeiten zu echten Stärken ausbauen kannst.

Dass wir uns so selten unserer eigenen Talente bewusst sind, liegt zum einen an der zuvor erwähnten Schwächenorientiertheit unserer Gesellschaft und zum anderen daran, dass sie uns so leicht und natürlich von der Hand gehen, dass wir sie gar nicht als etwas Besonderes wahrnehmen. Immer wenn wir uns in Situationen befinden, in denen wir unbewusst von unseren Talenten Gebrauch machen, fühlt sich unser Tun ganz selbstverständlich an.

Das Gegenteil ist der Fall, wenn wir mit unseren Schwächen konfrontiert werden. In diesem Fall spüren wir die Anstrengung, welche uns wiederum sofort bewusst macht, dass es sich hier um eine Schwäche handelt. Wenn wir hingegen etwas tun, für das wir ein natürliches Talent besitzen, dann fühlt es sich so leicht, natürlich und unbeschwert an, dass wir glauben, dass dieses Tun jedem Menschen so leichtfallen würde.

»Es ist doch ganz einfach, offen auf Menschen zuzugehen, das ist doch nichts Besonderes.«

»Jeder hätte doch bei diesem Unfall geholfen.«

»Jeder wäre auf den Fehler aufmerksam geworden.«

Unsere Talente erscheinen uns so natürlich, dass wir sie als gesunden Menschenverstand wahrnehmen. Wir nehmen nicht wahr, dass sie nur uns so leicht von der Hand gehen, weil eine starke synaptische Verbindung dahintersteckt.

Aufgrund der unterschiedlichen synaptischen Verbindungen und daraus entstandenen Talente fallen Menschen unterschiedliche Dinge leicht oder schwer. Würde sich jeder mehr über seine Talente bewusstwerden und sein Leben so gestalten, dass diese vermehrt zum Einsatz kommen, würden wir in einer glücklicheren und zufriedeneren Welt leben. Denn anstatt ständig mit viel Kraft und Einsatz unsere Schwächen auszugleichen und dabei höchstens mittelmäßige Ergebnisse zu erzielen, könnten wir in derselben Zeit mit Liebe und Leichtigkeit Großartiges leisten.

Vielleicht hilft dir folgendes Beispiel, um den Unterschied zu erkennen:

BEISPIEL

Stell dir vor, du bist in einem Skigebiet und dein Ziel ist es, möglichst schnell und energieschonend zum Gipfel zu gelangen.

Wenn das Bergsteigen nicht zu deinen Talenten gehört, würde deine Wanderung ganz unten bei der Talstation beginnen. Bis du bei der Mittelstation angekommen bist, hast du bereits viel Energie und Zeit investierst und es ist immer noch ein sehr weiter Weg zum Gipfel. Es ist außerdem nicht gewährleistet, dass deine Energiereserven bis zum Gipfel ausreichen. Es könnte genauso gut sein, dass du auf dem Weg zusammenbrichst und dich geschlagen gibst.

Wenn das Bergsteigen jedoch zu deinen Talenten gehören würde, wäre das in etwa so, als ob du statt bei der Talstation gleich bei der Mittelstation starten dürftest. Mit diesem Vorsprung kostet dich der Aufstieg zum Gipfel weniger Zeit und Energie und die Wahrscheinlichkeit, dass du dein Ziel erreichst, steigt um ein Vielfaches.

Aus diesem Grund sollten wir als Gesellschaft aufhören, den Fokus ausschließlich auf die Beseitigung von Schwächen zu richten, denn damit generieren wir lediglich von Selbstzweifeln geplagte Durchschnittsmenschen.
Das Handlungsbedarfssignal hinter unseren Selbstzweifeln ist deshalb, dass wir selbst aktiv werden müssen, um unsere Talente zu erforschen und unsere Stärken zu entwickeln. Die Botschaft hinter Selbstzweifeln könnte sein, dass du dich zu lange in eine gesellschaftliche Schublade hast quetschen lassen, in die du von Natur aus gar nicht reinpasst. Vielleicht ist es an der Zeit, deine eigene, maßgeschneiderte Schublade zu entwerfen, in die du nicht nur problemlos reinpasst, sondern in der du es dir auch gemütlich machen kannst.
Wenn du Lust hast, kannst du gleich anfangen und dir mal eine Liste von Dingen zusammenstellen, die dir ganz leicht von der Hand gehen. Sollte dir das Brainstormen schwerfallen, bitte dein näheres Umfeld um Rat. Was für uns selbst selbstverständlich ist, ist für andere Menschen oft eine beneidenswerte Eigenschaft. Zu wissen, wie du von deinem Umfeld wahrgenommen wirst, kann dir helfen, deine blinden Flecken zu enttarnen.

Verletzlichkeit / Sensibilität

Niemand wird gern verletzt, aus diesem Grund ist die Verletzlichkeit auch eine der Emotionen, die wir am meisten bemüht sind, zu vermeiden. Was wir dabei jedoch oft nicht sehen, ist, dass die Verletzlichkeit der Kern aller Emotionen und Gefühle ist.
Zu fühlen heißt, verletzlich zu sein!
Solange wir Menschen mit Gefühlen sind, sind wir auch verletzlich. Wir zeigen uns verletzlich, wenn wir um Hilfe bitten, wenn wir zuerst »Ich liebe dich sagen«, aus allen Wolken fallen vor Begeisterung für eine Sache, eine unpopuläre Meinung vertreten oder Partnerschaften eingehen, ohne zu wissen, wie sie ausgehen. Wir zeigen uns verletzlich, wenn wir aus tiefstem Herzen lieben, ohne die Garantie zu haben, dass die Menschen, Tiere oder Dinge, die wir lieben, für immer bei uns bleiben. Wenn wir unsere Musik, unsere Kunst, unsere Texte, unsere Fotos, unsere Ideen mit anderen Menschen teilen, ohne zu wissen, wie sie darauf reagieren.

Wenn wir einen zweiten Versuch starten, ohne zu wissen, ob wir diesmal unser Ziel erreichen. Im Prinzip sind wir immer dann verletzlich, wenn wir Gefahr laufen, uns selbst oder andere zu enttäuschen.
Der Grund, warum wir die Verletzlichkeit um jeden Preis versuchen zu vermeiden, ist zum einen die Ungewissheit, das Risiko und die emotionale Verwundbarkeit, die mit ihr einhergehen und zum anderen die Angst vor Ausgrenzung. Wir fürchten, dass etwas, das wir getan oder nicht getan haben, uns der Liebe anderer unwürdig macht.
Soziale Verbundenheit und Anerkennung ist wie Essen, Trinken, Atmen oder Schlafen eines unserer Grundbedürfnisse. Forscher erklären dieses Bedürfnis evolutionsbiologisch so, dass unsere Vorfahren in Horden zusammenlebten und voll und ganz auf das Wohl ihrer Gruppe angewiesen waren, um in der Natur überleben zu können. Ein Einzelner wäre den Angriffen von wilden Tieren schutzlos ausgeliefert gewesen. Und auch die Jagd eines Einzelnen wäre wenig erfolgreich gewesen. Außerdem sind wir genetisch darauf ausgelegt, uns fortzupflanzen und auch deshalb ist Verbundenheit und Anerkennung ein Grundbedürfnis. Ohne vom anderen Geschlecht als begehrenswert wahrgenommen zu werden, könnten wir unsere Gene nicht weitertragen. Studien zeigen, dass Personen, die gegen ihren Willen dauerhaft isoliert werden, sogar das Interesse am Leben verlieren, keinen Appetit mehr verspüren, schneller erkranken und in vielen Fällen sogar sterben. Wir sind also Beziehungswesen und die Beziehungen zu anderen geben unserem Leben Sinn und Bedeutung.
Wenn wir uns verletzlich zeigen, befürchten wir, fehlerhaft zu sein und uns zu sehr von unseren »scheinbar« perfekten und unverwundbaren Mitmenschen zu unterscheiden. Das hinterlässt das unschöne Gefühl, nicht gut und liebenswert genug zu sein. Aus diesem Grund setzen wir in unserer Gesellschaft Verletzlichkeit auch oft mit Schwäche gleich. Wenn wir uns verletzlich zeigen, sind wir quasi völlig ungeschützt und sehr leicht angreifbar. Aber ganz ehrlich, was gibt es Mutigeres als sich trotz unserer Verletzlichkeit in den Kampf zu begeben? Seit wann gilt Risikobereitschaft, das Einlassen auf das Ungewisse und ein offener und ehrlicher Umgang mit Gefühlen als schwach? Findest du es schwach, wenn ein Mensch Verantwortung übernimmt oder nach einem gescheiterten Versuch nicht aufgibt und es noch einmal probiert? Nein! In Wahrheit ist es das größte Zeichen von Stärke, seine Verletzlichkeit zu leben

und offen mit ihr umzugehen. Die Verletzlichkeit als Teil von uns anzuerkennen und zu akzeptieren und sein Leben trotzdem so zu leben, als wären wir unverwundbar, ist wahrscheinlich das Mutigste und Stärkste, das ein Mensch je tun kann.

Die Verletzlichkeit ist die Brücke zwischen der Angst und dem Mut, unsere Träume zu verwirklichen. Ein Zeichen von Schwäche ist es vielmehr, seine Träume und Ziele nicht zu verfolgen, weil man darauf wartet, eines Tages perfekt und unverwundbar zu sein. Ich wäre die Erste, die das Mittel einnehmen würde, das mich unverwundbar macht. Leider gibt es dieses Mittel nicht. Solange wir Mensch sind, sind wir verletzlich! Diese Tatsache zu akzeptieren und trotzdem das Leben zu leben, ist die Grundvoraussetzung für Glück und Erfüllung.

Die meisten Menschen wehren sich jedoch mit aller Macht dagegen und suchen verzweifelt nach diesem Mittel. Viele von uns denken, es in Alkohol, Drogen, Medikamenten, Sex, Geld, Ruhm, Social Media oder Essen gefunden zu haben. Mit diesen Mitteln versuchen wir mit aller Kraft, unserer Verletzlichkeit zu entkommen. Was wir bei dieser Strategie jedoch nicht berücksichtigen, ist, dass wir unsere Gefühle nicht selektiv betäuben können. Wenn wir uns dazu entschließen, unsere Verletzlichkeit mit diesen Mitteln zu betäuben, betäuben wir gleichzeitig immer auch Glück, Freude, Liebe und Dankbarkeit. Wir können einfach keine einzelnen Gefühle betäuben und andere nicht. Wenn wir uns dazu entschließen, nach einem Mittel zu greifen, dass unsere Verletzlichkeit betäubt, müssen wir uns darüber bewusst sein, dass wir damit all unsere Gefühle betäuben, auch die schönen.

Wenn du beispielsweise übermäßig isst, um deine Verletzlichkeit und deine Ängste zu betäuben, betäubst du damit ebenfalls gleichermaßen deine Freude, deine Leichtigkeit, dein Wohlbefinden und deine Selbstliebe. Dieser betäubte Zustand führt schlussendlich dazu, dass du dich leer, unerfüllt und schwer fühlst. Daraufhin bleibt dir fast nichts anderes übrig, als auch diese Gefühle mit deinem Mittel zu betäuben. Und so entsteht ein gefährlicher Teufelskreis.

Es sind jedoch nicht nur Süchte, die uns vermeintlich dabei helfen, unserer Verletzlichkeit zu entkommen, sondern auch ein übermäßiges Bedürfnis nach Kontrolle. Wir versuchen das Risiko und die Ungewissheit, die mit der Verletzlichkeit einhergeht, zu minimieren, indem wir schwarz-weiße Regeln aufstellen, an die wir uns halten können. Diese selbstauferlegten Regeln geben uns Struktur und verringern die Ungewissheit darüber, ob etwas falsch oder richtig ist. Denn bei schwarz-weißen Regeln gibt es, wer hätte es gedacht, nur richtig oder falsch. Aber auch diese Strategie geht nicht ohne einen großen Verlust auf. Bei dem Versuch, das vermeintlich Unsichere sicher zu machen, geht nämlich der ganze farbenfrohe Blumenstrauß an Wahlmöglichkeiten verloren. Denn wenn du jetzt in diesem Augenblick, in dem du diese Zeile liest, dir einen Moment Zeit nimmst, um dich in deiner Umgebung umzuschauen, dann wirst du erkennen, dass das Leben nicht schwarz-weiß ist! Zum Glück, denn das bedeutet gleichzeitig auch, dass uns immer mehr als zwei Möglichkeiten zur Verfügung stehen. Es gibt zum Beispiel nicht nur die Möglichkeit, eine Diät zu 100 % durchzuhalten oder komplett versagt zu haben. Dazwischen liegen Hunderte von Möglichkeiten, die du dir selbst versagst, wenn du schwarz-weiß denkst.

Eine weitere Strategie, wie wir versuchen, mit unserer Verletzlichkeit umzugehen, ist das Streben nach Perfektion. Wir glauben, dass wenn wir perfekt sind, uns niemand verletzen kann. Dabei erkennen wir leider nicht, dass das, was für einen Menschen perfekt bedeutet, ein anderer gerade mal als ungenügend bewerten würde. Aus diesem Grund werden wir immer wieder enttäuscht, denn selbst wenn wir etwas aus unserer Sicht perfekt machen, ruft es irgendwo anders Kritiker auf den Plan. Den Fehler, den wir in solchen Momenten machen, ist, diese Kritik so zu werten, als sei das, was wir getan haben, nicht gut genug.

Doch! Es ist gut genug! Solange du dabei mit dir im Reinen bist, ist es IMMER gut genug! Du wirst niemals etwas tun oder erschaffen, dass niemandem einen Anlass für Kritik gibt. NIEMALS! Jedoch nicht, weil es nicht perfekt ist, sondern weil es perfekt nicht gibt!

Dazu möchte ich gern eine wunderbare Geschichte frei nach dem türkischen Geschichtenerzähler Nasreddin Hodscha mit dir teilen:

BEISPIEL

Die Geschichte mit dem Esel, oder warum wir es nicht jedem recht machen können

An einem heißen Sommertag in glühender Mittagshitze zogen ein Vater, sein Sohn und ein Esel durch die staubigen Gassen einer kleinen Stadt im Orient.

»Der arme kleine Junge«, sagte ein vorbeigehender Mann. »Seine kurzen Beine versuchen, mit dem Tempo des Esels Schritt zu

halten. Wie kann man nur so faul auf dem Esel sitzen, wenn man sieht, dass das Kind sich müde läuft?«
Der Vater schämte sich, als er diese Worte hörte, stieg ab und setzte seinen Sohn auf den Esel.
Es dauerte nicht lange, da erhob schon wieder ein Vorübergehender seine Stimme: »So eine Unverschämtheit! Sitzt doch der kleine Bengel wie ein König auf dem Esel, während sein armer, alter Vater nebenher läuft.« Dies tat nun dem Jungen leid und er bat seinen Vater, sich mit ihm auf den Esel zu setzen.
Als nächstes kam ein Wanderer vorbei und entrüstete sich lauthals:
»Hat man so etwas schon gesehen? Was für eine Tierquälerei! Der Rücken des armen Esels hängt schon völlig durch und diese beiden Faulpelze ruhen sich auf ihm aus.«
Auch diese Worte trafen die beiden sehr. Und so stiegen Vater und Sohn vom Esel herunter, nahmen das Tier in die Mitte und gingen rechts und links daneben her.
Es dauerte nicht lange, da machte sich ein Fremder über sie lustig:
»Was für eine Verschwendung! Wozu den Esel spazieren führen, wenn er zu nichts nütze ist und nicht einmal einen von euch trägt?«
Daraufhin schüttelte der Vater den Kopf, gab dem Esel eine Handvoll Stroh und sagte zu seinem Sohn:
»Egal, was wir machen, es gibt immer jemanden, dem es nicht gefällt. Wir müssen wohl selbst entscheiden, was für uns das Richtige ist.«

Diese Geschichte kannst du auf alle Aspekte und Situationen deines Lebens übertragen. Wenn wir in unserem Leben darauf warten, irgendwann einmal perfekt oder unverwundbar zu sein, wird das Leben an uns vorbeiziehen, ohne dass wir es jemals richtig gelebt haben. Ja, es tut weh, verletzt zu werden, aber es gehört zu unserem Dasein dazu. Verletzlichkeit geht nämlich nicht nur mit Unsicherheit und Verwundbarkeit einher, sondern ist auch der Ursprung von Liebe, Leidenschaft, Freude, Glück, Mut, Empathie, Zugehörigkeit und Kreativität. Sie ist die Quelle unseres einzigartigen Seins! Wenn wir uns mehr Klarheit über den Sinn unseres Daseins wünschen, müssen wir genau dort hinschauen, wo es wehtut. Verletzlichkeit sendet dir die Botschaft, dass dir dein Traum, dein Vorhaben, dein Ziel oder deine Meinung extrem wichtig sind. Denn wären sie dir nicht wichtig, wärst du nicht verletzlich. Wenn dir etwas egal ist, kann es dich nicht verletzen. Das heißt, überall da, wo du Verletzlichkeit in dir aufkommen spürst, verbirgt sich eine persönliche Herzensangelegenheit von dir.

Umso schlimmer ist es, dass wir gerade diese Emotion besonders oft versuchen zu vermeiden. Aus Angst, verletzt zu werden, trauen wir uns nicht unseren authentischen Weg zu verfolgen und für unsere Träume loszugehen. Bevor wir riskieren, zu scheitern oder von einem anderen Menschen kritisiert zu werden, verzichten wir lieber darauf, unsere Ziele und Träume zu verfolgen. Der Schmerz, den wir mit der Verletzlichkeit verbinden, ist teilweise sogar so groß, dass wir dafür gern in Kauf nehmen, ein unerfülltes Leben zu führen.

Das zurückbleibende Gefühl der Leere wird dann mit Essen oder anderen Mitteln versucht zu füllen. Dabei sollte jedem von uns eigentlich klar sein, dass es sich hier um ein Fass ohne Boden handelt. Nichts, was wir uns von außen zuführen, kann uns jemals von innen heraus erfüllen. Erfüllt fühlen wir uns nur, wenn wir uns trauen, die Dinge zu tun, die uns wichtig sind.

Wenn du wissen möchtest, was dir wichtig ist, dann ist der Grad deiner Verletzlichkeit der beste Indikator. Wann immer du dich verletzlich fühlst, kannst du dir sicher sein, deinen Herzenswünschen ganz nahe zu sein. Das Handlungsbedarfssignal hinter Verletzlichkeit kann also sein, mutig deinem Herzen zu folgen.

Damit du mutig deinen authentischen Weg gehen kannst, ist es wichtig, dass du einen konstruktiven Umgang sowohl mit konstruktiver als auch mit destruktiver Kritik lernst. Da es allgemein einfacher ist, mit konstruktiver Kritik umzugehen, beziehe ich mich im Folgenden auf destruktive Kritik.

Wenn du kritisiert wirst, ist es ganz wichtig zu verstehen, dass Kritik immer mehr über die Person aussagt, die kritisiert als über dich oder dein Vorhaben. Es gibt diesen wunderbaren Spruch, der das so schön zum Ausdruck bringt: »Was Paul über Peter sagt, sagt mehr über Paul als über Peter«.

BEISPIEL

Stell dir vor, wie die 18-jährige Trixi ihrer Mutter begeistert davon erzählt, dass sie nach ihrem Abi eine Weltreise plant. Ihre Augen funkeln vor Begeisterung und Vorfreude. Euphorisch erzählt sie, wie sie diese Reise nutzen möchte, um neue Kulturen kennenzulernen, ihren Horizont zu erweitern, Sprachen zu lernen und sich persönlich weiterzuentwickeln. Als sie gerade aufzählen will, welche Länder sie zuerst bereisen möchte, unterbricht sie ihre Mutter mit ernster Miene und sagt:
»Das wirst du auf gar keinen Fall machen, das ist viel zu gefährlich. Außerdem bist du sowieso schon spät eingeschult worden und würdest deinen Universitätsabschluss dadurch noch später absolvieren! Du solltest auf keinen Fall mehr Zeit verschwenden, bis du endlich mit dem Studieren anfängst. Und überhaupt, wie willst du das finanzieren? So viel Geld könntest du sowieso niemals aufbringen und ich werde dich bei dem Quatsch sicher nicht unterstützten.«
Nachdem die Mutter mit ihrem vernichtenden Urteil fertig ist, ist das Funkeln in Trixis Augen erloschen. Nun sitzt sie mit heruntergelassenen Schultern da und spürt, wie Selbstzweifel sich in ihrem ganzen Körper ausbreiten.
»Sie hat recht, ich bin tatsächlich schon älter als die meisten in meiner Stufe, wahrscheinlich hätte ich auf dem Arbeitsmarkt deshalb wirklich schlechtere Chancen. Wenn sie mich nicht unterstützt, wird es außerdem wirklich schwierig, die Reise zu finanzieren. Vielleicht sollte ich mich doch einfach um einen Studienplatz bemühen.« So einfach können Träume zerstört werden.

Mit diesem Beispiel möchte ich veranschaulichen, dass das, was Trixis Mutter sagt, viel mehr über ihre eigenen Ängste und Sorgen aussagt als über Trixis Vorhaben, eine Weltreise zu machen. Trixis Mutter sagt das nicht, um Trixi das Leben schwer zu machen und ihre Träume zu ruinieren, sondern weil sie selbst tief verankerte Überzeugungen in sich trägt, die große Ängste in ihr auslösen. Nicht nur ist sie der Überzeugung, dass Reisen gefährlich sei, sie hat auch irgendwann in ihrem Leben aus einer Erfahrung oder etwas Gesagtem geschlussfolgert, dass »man« ein bestimmtes Alter haben muss, um ein Studium zu beenden und Chancen auf dem Arbeitsmarkt zu haben. Die einzige Möglichkeit, die sie sieht, um Trixi von ihrem Vorhaben abzubringen, ist, sie finanziell nicht zu unterstützen und ihre eigenen sabotierenden Gedanken auf Trixi zu übertragen.

Mit derartiger Kritik konfrontiert fangen wir oft an, uns die Gedanken und Ängste unseres Gegenübers zu eigen zu machen. Meistens sind wir nicht stark und reflektiert genug, um zwischen den Gedanken und Gefühlen des Gegenübers und unseren eigenen zu differenzieren. Trixi hat prinzipiell keine Angst und auch keine Zweifel daran, dass diese Weltreise genau das Richtige für sie ist. Hätte sie Zweifel gehabt, wäre sie gar nicht erst auf die Idee gekommen, diese Reise zu planen und ihrer Mutter mit einem Funkeln in den Augen davon zu erzählen. Erst die Gedanken und Ängste der Mutter haben sich auf sie übertragen und Selbstzweifel geweckt. Ihr Vorhaben an sich hat mit der Kritik jedoch nichts zu tun. Hätte Trixis Mutter selbst andere Erfahrungen in ihrem Leben gemacht, wäre ihre Reaktion eine andere gewesen.

Als ich zum Beispiel mit 17 Jahren zu meiner Mutter ging und ihr davon berichtete, dass ich eine Weltreise machen möchte, traf ich auf großes Verständnis und volle Unterstützung. Warum? Weil meine Mutter selbst in einer Auswandererfamilie aufgewachsen ist und das Reisen seit ihrem ersten Lebensjahr als etwas völlig Natürliches betrachtet. Sie spricht vier Sprachen und war selbst schon auf der ganzen Welt zu Hause. Natürlich war ihre Reaktion damals eine andere als die von Trixis Mutter, die wahrscheinlich selbst noch nicht viel gereist ist.

Was ich damit sagen möchte, ist, dass weder die Reaktion von Trixis noch von meiner Mutter etwas mit dem eigentlichen Vorhaben, eine Weltreise zu machen, zu tun haben – sie sind lediglich Ausdruck ihrer inneren Überzeugungen und Ängste.

Wenn wir über Kritik sprechen, finde ich es persönlich ganz wichtig, sich immer wieder bewusstzumachen, dass die allermeisten Menschen uns nichts Böses wollen. Die wenigsten Menschen kritisieren uns, um uns zu schaden oder uns zu verletzen.

Wahrscheinlich hörst du jetzt gerade dein Ego schreien: Doooooooch!!! Das ist ganz normal, du wirst dein Ego immer schreien hören, sobald du kritisiert wirst, schließlich möchte es nicht verletzt werden. Dein Ego darf auch schreien, wenn du kritisiert wirst. Es sollte jedoch nicht schreien, dass die andere Person dir schaden will, sondern weil es für deine Träume, Ziele oder Meinung einsteht. Es sollte schreien: »Nimm das Gesagte nicht persönlich! Es hat nichts mit dir zu tun!« Nichts von dem, was dein Gegenüber sagt, hat etwas mit dir zu tun.

Ich habe früher immer alles sehr persönlich genommen, habe jede Äußerung, jeden Kommentar, jedes Verhalten von anderen auf mich bezogen. Bis ich irgendwann einmal begriffen habe, dass sich auf der Welt nicht alles um mich dreht. Das nicht jeder Dinge tut oder sagt, um etwas in mir zu bewirken, sondern weil Menschen die Welt durch ihre eigene Brille sehen und so handeln, wie es ihre Erfahrungen, ihre Erziehung und die dadurch entstandenen Glaubenssätze ihnen ermöglichen. Nichts, was jemand sagt, mag es noch so verletzend sein, hat wirklich etwas mit mir zu tun.

»*Was Paul über Peter sagt, sagt mehr über Paul als über Peter*«.

Wenn wir Kritik persönlich nehmen, machen wir uns den emotionalen Abfall unseres Gegenübers zu eigen. Seitdem ich das begriffen habe, habe ich mir antrainiert, nichts mehr persönlich zu nehmen. Und ich sage antrainiert, weil das natürlich nicht von heute auf morgen klappt und weil ich mich trotzdem noch öfter dabei erwische, wieder etwas persönlich zu nehmen. Aber es wird immer besser, und jedes Mal, wenn ich es schaffe, etwas weniger persönlich zu nehmen, werde ich einmal weniger verletzt. Besser gesagt, ich habe mich selbst einmal weniger verletzt. Denn niemand kann mich verletzen, wenn ich nicht bereit bin, das zuzulassen. Es ist meine Verantwortung, mich selbst zu schützen und nicht die der anderen. Andere Menschen sind nicht dafür verantwortlich auf meine Gefühle Rücksicht zu nehmen. Klingt hart, ist aber so! Ich bin dafür verantwortlich, welche Bedeutung ich den Worten und Taten anderer Menschen beimesse und welche Gefühle diese Bewertung in mir auslösen. Wenn ich Gesagtes persönlich nehme, fühle ich mich garantiert schlecht. Wenn ich Gesagtes nicht persönlich nehme, bin ich das, was ich mir immer wünsche: unverwundbar.

Wenn ich es schaffe, Kritik weniger persönlich zu nehmen, macht mich das immun gegen das Gift, das mir Tage, Monate und manchmal Jahre verderben kann, ohne dass ich es überhaupt bemerke. Andere Menschen sind nicht nur nicht dafür verantwortlich, mich zu schützen, sondern in 99 % der Fälle auch gar nicht in der Lage dazu. Denn das, was sie sagen, hat am Ende sowieso nichts mit mir zu tun. Sie sagen, was sie sagen, weil sie aufgrund ihrer eigenen Programmierungen nicht anders können.

Um diesen Aspekt besser zu verstehen, hilft es mir persönlich mich in mein Gegenüber hineinzuversetzen. Ich sage dazu immer die Brille meines Kritikers/meiner Kritikerin anziehen und beobachten, wie er oder sie die Welt sieht. Früher war ich immer der Meinung, dass die Welt so ist, wie ich sie sehe. Das Problem war nur, dass mein Gegenüber dasselbe dachte. Und soll ich dir was sagen? Wir hatten beide recht! Oder wir lagen beide falsch! Denn die Welt ist für jeden Menschen ein anderer Ort. Wie ein Mensch die Welt betrachtet, hängt davon ab, welche Erfahrungen er in seinem Leben bisher gemacht hat, welche Erziehung er genossen hat, in welchem Umfeld und in welcher Kultur er groß geworden ist und welche Schlussfolgerungen er gezogen hat. Daraus entstehen Überzeugungen und Annahmen über sich selbst und die Welt. Der erste Schritt, um besser mit destruktiver Kritik umzugehen, ist, sich bewusst zu machen, dass jeder Mensch die Welt durch seine eigene Brille sieht und dass aufgrund dieser Tatsache richtig und falsch für dein Gegenüber etwas völlig anderes bedeuten kann als für dich.

Wenn du einmal verstanden hast, dass der Mensch, der dich kritisiert, das nicht tut, um dich zu verletzen, sondern weil er aufgrund seiner Erfahrungen und seines Weltbildes in dem Moment wirklich denkt, dass das, was du tust, falsch ist, kannst du die Kritik für dich schon einmal besser einordnen. Du kannst sogar noch einen Schritt weitergehen und dir die Brille der Verletzlichkeit deines Gegenübers anziehen und wie ein Forscher den Zusammenhang zwischen seiner Kritik und seiner Verletzlichkeit ergründen.

ÜBUNG

Hierbei können dir folgende Fragen behilflich sein, dich besser in deine/n Kritiker:in hineinzuversetzen:

- Welche inneren Überzeugungen/Glaubenssätze haben dazu geführt, dass dein Gegenüber dich gerade kritisiert?
- Welche tiefer liegenden Ängste leiten das Denken und Verhalten deines Kritikers / deiner Kritikerin?
- Welche Selbstzweifel plagen deine/n Kritiker:in?
- Welche Erfahrungen im Leben deines Kritikers / deiner Kritikerin könnten dazu geführt haben, dass er oder sie nun diese Meinung vertritt?

Vielleicht denkst du jetzt: Wie soll ich das machen, ich habe oft gar keinen Zugang zu all diesen Informationen? Die gute Nachricht ist, das brauchst du auch gar nicht. Es geht nicht darum, dass die Antworten auf diese Fragen richtig oder falsch sind. Es geht lediglich darum, dir bewusst zu machen, wie wenig die Kritik mit dir persönlich zu tun hat. Im Normalfall verstehen wir Kritik nämlich immer nur auf zwei Arten und Weisen, entweder »Mit uns ist etwas falsch« oder »Unser Gegenüber möchte uns schaden«. Aber auch das sind nur Vermutungen, Schlussfolgerungen, Interpretationen und keine verifizierten Tatsachen. Sobald du anfängst, die obigen Fragen zu beantworten, kannst du das Gesagte auf eine neue konstruktivere Art und Weise bewerten. Es wird dir helfen zu verstehen, dass die Kritik weder zwangsläufig richtig noch dazu gedacht sein muss, dir zu schaden.
Natürlich gibt es auch Fragen, die du deine/n Kritiker:in direkt fragen kannst. Dabei ist es wichtig, keinerlei Vorwurf oder Überheblichkeit im Unterton aufblitzen zu lassen. Die Fragen sollten auf eine interessierte, neutrale Art gestellt werden. Zeige deinem Kritiker/deiner Kritikerin, dass du ihn/sie und seine/ihre Meinung respektierst und tolerierst, auch wenn du komplett anderer Meinung bist. Dein/e Kritiker:in darf anders denken als du, es ist sogar sein/ihr absolutes Recht. Was du daraus machst, liegt am Ende wieder bei dir.

ÜBUNG

Folgende Fragen können dir helfen, deine/n Kritiker:in besser zu verstehen:

- Echt? Ist ja interessant, dass du das so siehst. Was genau führt dich zu dieser Überzeugung?
- Kannst du mir erklären, warum du so denkst? Welche Erfahrungen haben dich diesbezüglich geprägt?
- Wieso genau sollte es nicht funktionieren? Kannst du mir deine Zweifel noch etwas genauer erläutern?
- Was genau an meinen Fähigkeiten lässt dich daran zweifeln, dass ich das schaffe?

Du wirst erstaunt sein, was für ein tiefgründiges Gespräch aus diesen Fragen entstehen kann. Wichtig ist auch hier, nicht zu missionieren. Es

geht bei diesem Gespräch nicht darum, den Kritiker/die Kritikerin vom Gegenteil zu überzeugen, es geht lediglich darum, dass du deine/n Kritiker:in besser verstehst, um seine/ihre Kritik besser einordnen zu können. Es geht darum, dir selbst zu helfen, diese Kritik weniger persönlich zu nehmen und dadurch deine Gefühle zu schützen. Denn wenn du es schaffst, die Kritik neutral und sachlich als emotionale Verletzlichkeit deines Gegenübers zu erkennen, wird sie dich nicht länger daran hindern, deinen authentischen Weg zu gehen. Machst du dir die emotionale Verletzlichkeit deines Kritikers jedoch zu eigen, wird sie dich mit großer Wahrscheinlichkeit daran hindern, deinen Weg weiterzuverfolgen.
Anstatt deine Energie in Überzeugungsarbeit zu investieren, solltest du sie lieber für die Verwirklichung deiner Träume und Ziele mobilisieren. Denk immer daran, es gibt kein Richtig oder Falsch. Es gibt nur richtig oder falsch für dich!
Und das führt mich auch zum nächsten Punkt. So wie du deine/n Kritiker:in direkt oder indirekt hinterfragst, solltest du auch deine eigene Reaktion auf die Kritik hinterfragen. Kritik trifft nämlich immer dann besonders hart, wenn sich dahinter noch eine Frage von uns selbst verbirgt. Immer dann, wenn wir uns selbst noch nicht ganz sicher sind und unsere Fähigkeiten oder unser Tun infrage stellen, zieht uns Kritik besonders leicht den Boden unter den Füßen weg.

ÜBUNG

Aus diesem Grund solltest du bei Kritik, die dich besonders triggert, dir immer folgende Fragen stellen:

- Habe ich noch Zweifel über meine Fähigkeiten/Kompetenzen?
- Habe ich noch Zweifel über meinen Selbstwert?
- Habe ich noch Zweifel darüber, ob ich liebenswert oder gut genug bin?

Sobald uns Kritik schwer trifft, tut sie das, weil wir irgendwo tief im Inneren das Gesagte selbst glauben. Aus diesem Grund können wir unserem Kritiker/unserer Kritikerin, sei seine/ihre Kritik noch so destruktiv, im Prinzip einfach nur danken, denn diese Kritik spiegelt uns etwas wider, das bei uns selbst noch nicht im Gleichgewicht ist. Das Bewusstsein für dieses Ungleichgewicht macht uns handlungsfähig und gibt uns die Chance, diese Frage, die wir über uns selbst haben, im positiven Sinne ein für alle Mal zu beantworten. Die Verletzung, die mit dieser Kritik einhergeht, hat die Botschaft, dass du an deinem Selbstbewusstsein, deinem Selbstwert und deinen sabotierenden Überzeugungen arbeiten solltest.

Was mich hier auch immer wieder fasziniert, ist das Phänomen, dass solange wir Zweifel an uns selbst haben, auch immer wieder Menschen in unser Leben ziehen, die uns mit dieser Frage konfrontieren.

In einem vorherigen Kapitel habe ich bereits erläutert, dass Menschen zu 99,99999 % aus Energie bestehen. Energie wiederum kann als Schwingung unterschiedlicher Frequenzen beschrieben werden. Auch deine Gefühle sind reine Energie und je nachdem, wie du dich fühlst, schwingst du energetisch auf unterschiedlichen Frequenzen. Laut dem Gesetz der Anziehung oder auch Resonanzgesetz genannt, zieht Gleiches immer Gleiches an. Es besteht also eine gesetzmäßige Analogie zwischen unserer Innen- und Außenwelt. Wir ziehen immer das in unser Leben, das auf der gleichen energetischen Frequenz schwingt, wie wir selbst. Das ist auch logisch, denn die Frequenz, auf der du schwingst, spiegelt unser Bewusstsein wider. Alles, was auf einer anderen Frequenz schwingt, liegt außerhalb unseres Bewusstseins und existiert für uns aus diesem Grund nicht.

Das heißt, wenn du dir innerlich nicht sicher bist, ob du gut genug bist, ob du liebenswert bist, ob du ausreichend Fähigkeiten besitzt, dann wirst du automatisch auch immer Menschen in dein Leben ziehen, die diese Zweifel verstärken. Wenn du dich selbst hingegen gut genug fühlst und zufrieden bist, wirst du auch automatisch mehr Menschen anziehen, die dir dieses Feedback senden.

Genau aus diesem Grund sollten wir Kritik immer als Chance betrachten, die eigenen Themen in Angriff zu nehmen. Es ist wirklich wichtig, sich diese Zeit zu nehmen, sich in Geduld zu üben und dabei liebevoll mit sich selbst umzugehen. Das ist übrigens auch die Vision meiner Arbeit – ob es meine Bücher, mein Podcast oder meine Programme sind –, ich habe es mir zur Aufgabe gemacht, Menschen dabei zu unterstützen, sich selbst besser kennen- und lieben zu lernen. Denn ich sehe täglich bei mir selbst und anderen, was es für einen großen Unterschied macht, wenn wir uns zunächst annehmen, wie wir sind, und uns dann neugierig dazu

bereiterklären, an Themen, die noch nicht unserer Zufriedenheit entsprechen, liebevoll zu arbeiten. Anstatt uns von Kritik niederschmettern zu lassen, sollten wir sie also als Chance betrachten, mehr über uns selbst zu erfahren.
Um das Thema Kritik abzuschließen, würde ich gern ein Beispiel geben, das die Methoden und Denkanstöße aus dem vorherigen Abschnitt noch einmal zusammenfasst:

BEISPIEL

Larissa leidet nicht nur physisch, sondern auch psychisch unter ihrem Übergewichtig. Es ist Samstag und sie ist gerade dabei, den Wochenendeinkauf zu erledigen. Als sie eine Packung Milchschnitte in den Einkaufswagen legt, wird sie plötzlich von einer fremden Frau von Kopf bis Fuß gemustert. Als würde diese Demütigung noch nicht ausreichen, sagt die Frau am Ende ihrer Musterung: »Davon wird es bestimmt nicht besser.«
Nun hat Larissa mehrere Möglichkeiten, auf diese zugegeben unverschämte Äußerung zu reagieren.

Reaktion 1:
Sie entscheidet sich dazu, diese Bemerkung persönlich zu nehmen und willigt dabei unbewusst ein, eine Verletzung zu erleiden.
»Immer sind alle so gemein zu mir, kein Wunder, ich habe es ja auch nicht anders verdient.«
Logischerweise wirkt sich diese Verletzung negativ auf ihre Gefühle und damit auf ihr Verhalten aus. Um ihren Schmerz zu betäuben, legt sie neben die Milchschnitte noch eine Packung Sahnepudding und zwei Tafeln ihrer Lieblingsschokolade. Sobald sie zu Hause ankommt, entlädt sie ihren aufgebauten Frust in einem Essanfall.

Reaktion 2
Sie könnte sich auf das Niveau der Frau herablassen und aus ihrer eigenen Verletzung heraus die Frau ebenfalls beschimpfen.
»Was erlauben sie sich?! Stecken Sie ihre schiefe Zinkennase gefälligst in ihre eigenen Angelegenheiten!«

Aus Trotz fährt sie auf dem Heimweg bei McDonalds vorbei, um sich ein XXL-Menü zur Beruhigung zu gönnen.
Welchen Vorteil hätte Larissa, wenn sie auf diese zwei Arten reagieren würde?
Die Antwort lautet: Keinen!
In beiden Szenarien hätte sie ausschließlich sich selbst geschadet.

Reaktion 3
Die optimale Reaktion wäre Folgende:
Larissa sagt sich innerlich laut und deutlich: »Was die Frau gerade sagt, hat nichts mit mir zu tun! Wäre hier gerade eine andere Person mit Übergewicht gestanden, hätte diese den Frust dieser Frau abbekommen. Was diese Frau sagt, hat nichts mit mir zu tun. Sie handelt aus ihren eigenen Programmierungen heraus und ich bin nicht für den emotionalen Abfall dieser Frau verantwortlich.«
Dann könnte Larissa anfangen, zu analysieren, was diese Frau wohl dazu bewegt hat, einen solchen Kommentar von sich zu geben.

»Welche inneren Überzeugungen/Glaubenssätze haben dazu geführt, dass diese Frau sich so abfällig über meine Figur und meinen Einkauf äußert?«
War sie vielleicht selbst einmal übergewichtig und fühlt sich durch mich an ihr altes Ich erinnert?

»Welche tiefer liegenden Ängste leiten das Denken und Verhalten der Frau? «
Ist vielleicht jemand in der Familie dieser Frau schwer übergewichtig und sie versucht, diesem Familienmitglied schon lange verzweifelt und erfolglos zu helfen?

»Welche Selbstzweifel plagen die Frau?«
Erinnere ich die Frau vielleicht an eine ehemalige geliebte ihres Mannes?

»Welche Erfahrungen im Leben dieser Frau können dazu geführt haben, dass sie nun diese Meinung vertritt?«
Hat die Mutter dieser Frau sie vielleicht ihr Leben lang beim Essen gemaßregelt und deshalb verspürt sie den Drang, diese Demütigung an andere weiterzugeben?

Auch wenn Larissa diese Frau nicht kennt und nicht wissen kann, ob sie mit ihren Vermutungen richtigliegt, so hilft ihr das Brainstorming trotzdem, sich bewusst zu machen, dass egal, welche Antwort ihr einfällt, keine etwas mit ihr selbst zu tun hat.
Wäre die Frau eine bekannte oder eine Freundin gewesen, hätte Larissa sie auch direkt darauf ansprechen und ihr die im letzten Abschnitt vorgestellten Fragen persönlich stellen können. Diese Methode empfiehlt sich jedoch nur bei Menschen, die eine Rolle in unserem Umfeld spielen. Bei fremden Menschen ist die Wahrscheinlichkeit, eine Antwort zu erhalten, zu gering und das Risiko eines weiteren Angriffs zu groß.
Wenn Larissa trotz des Einfühlens in die andere Person merkt, dass diese Kritik ihr schwer zu schaffen macht, dann sollte sie sich bewusstmachen, was sich hinter ihrer Verletzung verbirgt. Triggert sie die Bemerkung über ihr Gewicht, könnte das ein Signal dafür sein, dass sie ihrem Äußeren zu viel Wert beimisst. Es könnte bedeuten, dass sie anfangen sollte, ihre Aufmerksamkeit auf ihren wahren Wert als Mensch zu lenken und sich von dem Gedanken zu lösen, nur wertvoll zu sein, wenn sie einem bestimmten Ideal entspricht.
Es könnte aber auch bedeuten, dass sie tief im Inneren weiß, dass sie mit ihrem Körper nicht gut umgeht und ihm zuliebe mehr auf ihre Ernährung achten und sich mehr bewegen sollte. Nicht, damit sie besser aussieht und damit weniger Kritik ausgesetzt ist, sondern ihrer physischen und psychischen Gesundheit zuliebe.
Statt die Kritik persönlich zu nehmen, sich selbst zu bemitleiden oder sich auf das Niveau der Frau herabzulassen, könnte Larissa mit dieser Vorgehensweise das Handlungsbedarfssignal erkennen, das sich hinter ihrer Verletzung versteckt. Das gibt ihr wiederum die Möglichkeit, aktiv zu werden und an ihren Themen auf konstruktive Art und Weise zu arbeiten, anstatt die Verletzung erneut mit dem Essen zu betäuben.

Zusammengefasst ist die Verletzlichkeit also der Kern all unserer Emotionen. Solange wir in der Lage sind, zu fühlen, werden wir verletzlich sein. Statt die Verletzlichkeit zu betäuben und dabei Gefühle wie Freude, Liebe und Wohlbefinden gleich mit zu betäuben, sollten wir die Botschaft hinter ihr verstehen. Verletzlichkeit ist immer ein Hinweis darauf, dass uns etwas besonders wichtig ist. Deshalb ist auch das Handlungsbedarfssignal hinter unserer Verletzlichkeit, dass wir mutig unserem Herzen folgen sollten. Ein konstruktiver Umgang mit destruktiver Kritik kann uns dabei helfen.

Podcast Empfehlung
64 | »Wie du mit negativer Kritik umgehen kannst«

Den Podcast findest du unter dem Namen »Lifestyle schlank« auf allen Podcast-Apps und auf meiner Webseite shinecoaching.de.

Selbsthass

Selbsthass ist ein sehr starkes Wort und ich habe lange überlegt, wie ich diese Emotion anders beschreiben könnte. Aus der Erfahrung mit Tausenden Menschen weiß ich jedoch, dass dieses Wort in seiner Härte genau das widerspiegelt, was viele Menschen täglich empfinden. Ich verstehe unter Selbsthass das Gegenteil von Selbstliebe und es besteht für mich kein Zweifel daran, dass es den meisten Menschen leider genau daran mangelt.

Vielleicht erinnerst du dich, dass ich in Kapitel 1 erklärt habe, wie unsere Gedanken entstehen; in diesem Zusammenhang habe ich auch davon gesprochen, dass wir vom ersten Tag unserer Geburt in eine Welt hineingeboren werden, in der es bestimmte Regeln darüber gibt, wie wir zu denken und zu fühlen haben. Ähnlich wie bei der Dressur von Tieren, werden wir entweder bestraft oder belohnt,

wenn wir uns an gesellschaftliche Regeln halten. Man sagt uns »braver Junge« oder »liebes Mädchen«, wenn wir tun, was Mama und Papa von uns erwarten. Tun wir es nicht, sind wir ein »böses Mädchen« oder ein »schlechter Junge«.

Während dieser Zeit entwickeln wir selbst eine genaue Vorstellung darüber, was Perfektion ist. Um von anderen Menschen akzeptiert und anerkannt zu werden, versuchen wir von nun an immer, diesem Ideal von uns selbst gerecht zu werden. Leider stellen wir dabei täglich fest, dass diese vermeintlich perfekte Version von uns selbst gar nicht existiert. Nach außen versuchen wir diese Tatsache mit aller Kraft zu verbergen. Um zu verhindern, dass andere unserer Unvollkommenheit auf die Schliche kommen, setzen wir eine gesellschaftliche Maske auf. Tief im Inneren wissen wir jedoch, dass wir nicht sind, was wir vorgeben zu sein, und dieses Wissen hinterlässt einen bitteren Beigeschmack. Permanent leben wir mit der Angst, dass andere herausfinden könnten, dass wir gar nicht so perfekt sind. Noch schlimmer ist jedoch die Tatsache, dass wir uns selbst nicht verzeihen können, dass wir einfach nicht schaffen, so zu sein, wie wir sein sollten.

Irgendwann brauchen wir Mama, Papa, die Schule oder die Kirche gar nicht mehr, um uns in »Gesellschaftslehre« zu erziehen, wir sind mittlerweile so gut »gebildet«, dass wir unser eigener Erzieher werden. Von jetzt an bestrafen wir uns selbst, sobald wir uns nicht entsprechend den Regeln unseres Glaubenssystems verhalten. Ab einem gewissen Punkt im Leben haben wir unser eigenes Gesetzbuch entworfen, das all unsere Lebensregeln enthält. Ohne diese Regeln jemals wieder zu hinterfragen, haben wir alles, was in diesem Gesetzbuch steht, als unsere Wahrheit akzeptiert. Und nicht nur das: Wir haben sogar einen internen Richter »engagiert«, der dafür sorgt, dass die selbst auferlegten Regeln eingehalten werden. Sobald wir eine dieser persönlichen Lebensregeln brechen, spricht der Richter sein Urteil und befindet uns schuldig im Sinne der Anklage. Wir leben in einer Gesellschaft, die mit Schuld und Buße arbeitet und so haben wir auch dieses System, ohne es zu hinterfragen, für unsere eigenen Gesetze übernommen.

Dem Richter gegenüber sitzt der andere Teil in uns: der Angeklagte, der die ständigen Verurteilungen entgegennimmt. Der Angeklagte ist der Teil von uns, der ohnehin davon überzeugt ist, nicht gut, intelligent oder schön genug zu sein und empfindet jedes Urteil aus diesem Grund als gerechtfertigt. Gerne trägt er die Schande und die Schuld und nimmt die Strafe verteidigungslos entgegen. Sich selbst zu bestrafen, wird von uns oft sogar als echte Erleichterung empfunden, denn wenn wir schon nicht perfekt sein können, dann können wir auf diese Weise zumindest unser inneres Gleichgewicht wiederherstellen.

Das Absurde daran ist, dass dieses ganze Spiel auf einem Glaubenssystem basiert, zu dem wir uns selbst eigentlich nie freiwillig bekannt haben. Es besteht aus den Glaubenssätzen unserer Eltern, Lehrer, Freunde und Bekannten. Diese haben ihre Überzeugungen wiederum von ihren Vorfahren übernommen usw. Selbst wenn wir anfangen, unser Glaubenssystem kritisch zu hinterfragen, so wie du das hier mit diesem Buch gerade beginnst zu tun, so wird sich trotzdem jeder Verstoß gegen die eigenen, selbstauferlegten Regeln noch lange falsch anfühlen. Das ist auch logisch, denn alles, was in deinem Gesetzbuch steht, hältst du für wahr. Folglich löst alles, was deinen eigenen Glauben infrage stellt, ein Gefühl von Unsicherheit in dir aus.

Selbst wenn wir anfangen zu begreifen, dass viele Regeln in diesem Gesetzbuch falsch sind, so vermitteln sie uns trotzdem ein Gefühl von Sicherheit. Diese vermeintliche Sicherheit ist jedoch ein trojanisches Pferd, in dem sich die größte Quelle menschlichen Leidens befindet. Überall auf der Welt sehen wir dieses Leid in Form von Wut, Rache, Suchtverhalten, Gewalt und Krieg. All das Leid ist individuellen und kollektiven Glaubenssätzen geschuldet, die zum größten Teil aus Lügen, Missverständnissen, Halbwissen und Fehlinterpretationen bestehen. Leider sind wir Menschen von der Notwendigkeit getrieben, Recht zu haben, während andere Unrecht haben. Aus diesem Grund verurteilt unser innerer Richter nicht nur uns selbst, wenn wir uns nicht an unsere Regeln halten, sondern jeden, der nicht unserem Glaubenssystem entspricht.

Allerdings sind die meisten Menschen mit keinem anderen Menschen so streng wie mit sich selbst. Du kannst davon ausgehen, dass dich in deinem Leben nie jemand schlechter behandeln wird, als du dich selbst misshandelst. Die Grenze unseres Selbstmissbrauchs ist nämlich genau das Limit, das wir bei anderen als Missbrauch uns gegenüber tolerieren. Sobald dich jemand schlechter behandelt als du dich selbst behandelst, wirst du dem Betreffenden mit großer Wahrscheinlichkeit den Rücken kehren. Behandelt dich jemand hingegen nur ein bisschen weniger schlecht als du dich selbst behandelst, ist die Wahrscheinlichkeit groß, dass du in der Beziehung bleibst und die schlechte Behandlung des anderen tolerierst. Menschen, die sich selbst extrem hassen, können es sogar tolerieren, dass andere sie schlagen, demütigen und wie Abfall behandeln.

Warum? Weil der innere Richter sagt: »Du verdienst es, so behandelt zu werden. Dieser Mensch tut dir einen Gefallen damit, mit dir zusammen zu sein. Du bist es nicht wert, geliebt und respektiert zu werden. Du bist und bleibst nicht gut genug.«

Wir haben alle das große Bedürfnis, von anderen akzeptiert und geliebt zu werden, doch können wir uns meist selbst nicht akzeptieren und lieben. Die Botschaft hinter Selbsthass ist also: Heile die Beziehung zu dir selbst. Je mehr wir uns selbst annehmen, akzeptieren und tolerieren, desto weniger werden wir uns selbst missbrauchen. Gleichzeitig werden wir automatisch weniger von anderen missbraucht. Hinzu kommt, dass auch wir weniger Missbrauch an anderen vollziehen, wenn wir mit uns selbst im Reinen sind.

Umso mehr wir uns von der fiktiven Vorstellung darüber, wie wir zu sein haben und was richtig oder falsch ist, lösen, desto toleranter können wir uns selbst und anderen gegenüber werden. Unsere »unsichtbaren, selbsterfundenen Gesetze« machen also uns selbst und anderen das Leben schwer. Das Handlungsbedarfssignal hinter Selbsthass könnte also lauten: Reformiere dein Gesetzbuch! Um dein Gesetzbuch überhaupt reformieren zu können, musst du dir wie immer jedoch erst einmal darüber bewusstwerden, welche Regeln du unbewusst aufgestellt hast. Denn sehr wahrscheinlich bist du dir über die Regeln, die jeden Tag über dein Glück oder Unglück entscheiden, gar nicht bewusst. Oder weißt du genau, was passieren muss, damit du dich gut, sicher, geborgen oder geliebt fühlen kannst? Muss dich jemand umarmen, küssen, dir Geschenke machen, dich für deine Leistungen anerkennen? Musst du 1 Mio. Euro auf dem Konto haben? Befördert werden? All deine Ziele auf den Tag genau erreichen? Das richtige Auto fahren? Mit den richtigen Menschen verkehren? Maße von 90/60/90 aufweisen? Was muss geschehen, damit du dich gut genug fühlst?

ÜBUNG

Um diese Regeln zu enttarnen, kannst du dir folgende Fragen stellen.

- Welche Voraussetzungen müssen erfüllt sein, damit du Selbstvertrauen empfindest?
- Welche Voraussetzungen müssen erfüllt sein, damit du dich geliebt fühlst?
- Welche Voraussetzungen müssen erfüllt sein, damit du mit dir selbst zufrieden bist?
- Welche Voraussetzungen müssen erfüllt sein, damit du dich in deinem Körper wohlfühlst?
- Welche Voraussetzungen müssen erfüllt sein, damit du dich erfolgreich fühlst?

Sieh dir nun diese Regeln an und frage dich: Sind diese Regeln wirklich angemessen? Sind sie zielführend? Habe ich es mir schwer gemacht, mich gut zu fühlen, und leicht gemacht, mich schlecht zu fühlen?

Die Wahrheit ist nämlich, dass überhaupt nichts geschehen muss, damit du dich gut genug fühlen kannst. Du kannst dich jetzt in diesem Moment, ohne den geringsten Grund selbst annehmen und lieben. Im selben Moment könntest du alles haben, was du dir jemals gewünscht hast, und dich absolut leer und ungenügend fühlen. Was darüber entscheidet, ob du dich liebst oder ablehnst, sind einzig und allein deine Gedanken beziehungsweise die gedanklichen Regeln, die du aufgestellt hast.

Die gute Nachricht ist, du bist nicht nur Richter und Angeklagter, sondern auch Gesetzgeber! Das heißt, du kannst jeden Tag neue Regeln für dich und dein Leben aufsetzen. Regeln, die es dir einfach machen, dich gut, geliebt und wertvoll zu fühlen. Die es dir erlauben, stolz auf dich zu sein, ohne dabei perfekt sein zu müssen. Wenn du ein Dasein voller Freude und Erfüllung führen möchtest, dann musst du dich dazu entscheiden, diese unbewussten, auf Angst basierenden Vereinbarungen aufzulösen. Stattdessen solltest du neue Vereinbarungen mit dir selbst treffen, die dich in deiner Selbstannahme und Selbstliebe unterstützen.

Eine Inspiration für eine konstruktive Vereinbarung möchte ich dir abschließend noch mit auf den Weg geben. Wie wäre es, wenn du mit dir selbst vereinbarst, dass du immer dein Bestes gibst und dein Bestes immer gut genug ist? Bei dieser Vereinbarung ist es wichtig zu verstehen, dass deine Leistungsfähigkeit nicht konstant ist, sondern sich ständig verändert. Denn so wie alles im Leben ist auch deine Leistungsfähigkeit ständig Veränderungen unterworfen und aus diesem Grund wird dein Bestes an manchen Tagen von höherer Qualität sein als an anderen Tagen. Wenn du morgens frisch erholt und energiegeladen aufwachst, wird dein Bestes etwas anders sein als nach einer schlaflosen, durchzechten Nacht. Die Qualität deiner bestmöglichen Leistung ist immer abhängig von deiner gesundheitlichen und geistigen Verfassung. Wenn du dich rundum wohlfühlst und glücklich bist, wird dein Bestes ein anderes sein, als wenn du wütend, frustriert oder traurig bist.

Daneben spielt auch die Zeit eine Rolle – auch hier wird dein Bestes sich über die Jahre verändern. Wenn du heute anfängst Sport zu treiben, wird dein Bestes ein anderes Ergebnis erzielen als nach vielen Jahren der sportlichen Aktivität. Trotzdem ist es immer dein Bestes. Deswegen vereinbare mit dir selbst, unabhängig vom erzielten Ergebnis, immer einfach dein Bestes zu geben. Nicht mehr und nicht weniger. Denn wenn du zu sehr bemüht bist, mehr als dein Bestes zu geben, wirst du mehr Energie verbrauchen als eigentlich erforderlich ist und am Ende immer das Gefühl haben, dass dein Bestes nicht gut genug ist.

Wenn du dich überanstrengst, erschöpfst du deinen Körper und deinen Geist. Damit tust du dir keinen Gefallen, denn am Ende führt diese Erschöpfung dazu, dass du noch länger brauchst, um dein Ziel zu erreichen. Wenn du hingegen weniger als dein Bestmögliches tust, setzt du dich Frustrationen, Selbstverurteilung, Schuldgefühlen und Reue aus. Deshalb gib immer dein Bestmögliches und schließe Frieden damit, dass die Qualität deiner besten Leistung schwanken wird. Verurteile dich nicht, wenn dein Bestes manchmal nicht so gut ist, wie du es dir gewünscht hättest. Du hast trotzdem dein Bestes gegeben. Wenn du immer dein Bestes gibst, gibt es keinen Grund, dich jemals selbst zu verurteilen.

Podcast Empfehlung
22 | »Gut genug trotz Übergewicht?«

Den Podcast findest du unter dem Namen »Lifestyle schlank« auf allen Podcast-Apps und auf meiner Webseite shinecoaching.de.

Stress

Stress ist eine natürliche körperliche Reaktion auf psychische oder physische Belastungen und dient dazu, in Gefahrensituationen kurzfristig die Leistungsfähigkeit zu erhöhen. In einer akuten Gefahr – nehmen wir an, du wirst auf dem Nachhauseweg von einer unheimlichen Gestalt verfolgt oder im Wald von einem Wildschwein überrascht – schüttet das Gehirn eine Flut von Hormonen aus und versetzt deinen Körper in Handlungsbereitschaft. Dein Herz schlägt schneller, dein Blutdruck steigt, deine Atemfrequenz erhöht sich, deine Kondition steigt und deine Reflexe verbessern sich. Gleichzeitig wird alles, was für dein Überleben in diesem Moment gerade nicht wichtig ist, unterdrückt. Du spürst zum Beispiel keine Müdigkeit, kein Hungergefühl, keinen Harndrang und selbst dein Schmerzempfinden wird gesenkt. Auch dein Stoffwechsel, deine Verdauung, deine Zellerneuerung und dein Immunsystem werden für diesen Moment heruntergefahren. Diesen Zustand nennt man Kampf-oder-Flucht-Modus (fight or flight). Um dich für beide Reaktionen optimal vorzubereiten, schüttet dein Körper in diesen Momenten vermehrt Cortisol und Adrenalin aus. Die Ausschüttung dieser Hormone bewirkt, dass du schneller rennst, schärfer siehst, zeitiger reagierst und dich besser verteidigst kannst.

Sobald du dann die Flucht ergriffen oder den Kampf gewonnen hast, wird die Produktion von Adrenalin und Cortisol zurückgefahren. Die Verdauung setzt wieder ein, die Immunabwehr wird reaktiviert und auch der Stoffwechsel normalisiert sich. Diesen Zustand nennt man Homöostase, was so viel bedeutet wie »Wiederherstellung des Gleichgewichts«. Nachdem der Körper sich zuvor im Überlebensmodus im absoluten Ungleichgewicht befand, regeneriert er sich in diesem Zustand und stellt die verlorengegangene Balance wieder her.

Bis zu einem gewissen Grad macht Stress sogar nicht nur leistungsfähiger, sondern auch glücklich. Man unterscheidet zwischen gutem und schlechtem Stress: Eustress und Distress. Eustress empfinden wir als positiv, weil er uns zwar geistig herausfordert, aber nicht zu lange anhält. Diese Form von Stress macht uns glücklich, weil wir uns der Herausforderung gewachsen fühlen und unser eigenes Wachstum bewusst wahrnehmen.

Situationen und Anforderungen, die dauerhaft anhalten oder denen wir uns nicht gewachsen fühlen, lösen Distress aus.

Bei Distress entsteht ein Gefühl der Überforderung, welches dazu führt, dass wir uns gereizt, blockiert und oft auch ängstlich fühlen. Dauerhafte Überlastung und fehlende Entspannungsphasen machen uns nicht nur unglücklich, sondern auch krank. Wenn wir unserem Körper keine Zeit geben, um die Chemikalien, die in diesem Zustand ausgeschüttet werden, wieder abzubauen, wirken sie giftig.
Auf der psychischen Seite führt Distress häufig zu innerer Unruhe, Nervosität, Schlafstörungen, Rastlosigkeit, Kraftlosigkeit, Konzentrationsschwäche und chronischer Müdigkeit. Körperlich äußert er sich in Form von Bluthochdruck, Sodbrennen, Verdauungsbeschwerden, Verspannungen, Kopfschmerzen und Herzkreislauferkrankungen. Außerdem werden, wie bereits erwähnt, alle nicht überlebenswichtigen Funktionen, darunter auch das Immunsystem heruntergefahren.
Die Natur hat uns mit dem Kampf- oder Fluchtmodus ausgestattet, um in Ausnahmesituationen zu überleben und nicht, um wegen der anstehenden Steuererklärung oder dem verpassten Bus jeden Tag aufs Neue in diesen Modus zu wechseln. In der heutigen Zeit müssen wir nicht mehr täglich gegen Säbelzahntiger kämpfen, und deshalb gibt es eigentlich sehr selten einen wirklichen Grund, in den Überlebensmodus zu wechseln. Trotzdem befinden wir uns als Gesellschaft heute wahrscheinlich häufiger in diesem Zustand als unsere gegen Säbelzahntiger kämpfenden Vorfahren. Die negativen Stresshormone werden im Prinzip immer dann ausgelöst, sobald etwas nicht so läuft, wie wir das gerne hätten. Und ich glaube, wir wissen alle, wie oft das der Fall ist ...
Das Problem ist auch hier, dass der Körper sich an die Ausschüttung von Cortisol und Adrenalin gewöhnt. Je öfter der Körper diese Stresshormone ausschüttet, umso süchtiger wird er nach ihrer chemischen Zusammensetzung. Aus diesem Grund verführt uns der Körper unbewusst immer wieder dazu, uns weiterem Stress auszusetzen. In der heutigen Zeit sind die meisten Menschen unbewusst süchtig nach Stress, deshalb erzeugen sie ihn über ihre Gedanken immer und immer wieder. Dein Gehirn kann nicht zwischen Vorstellung und Realität unterscheiden, infolgedessen reichen deine Gedanken aus, um den Überlebensmodus mitsamt all seiner körperlichen Reaktionen zu aktivieren. So wie auch das Gefühl von Angst seinen Ursprung in unseren Gedanken hat, entsteht auch Stress zum größten Teil in unserem Kopf.

Wir alle kennen wahrscheinlich Menschen, die objektiv betrachtet wahnsinnig viel zu tun haben, das aber mit Leichtigkeit zu meistern scheinen, während andere Mensch mit Kleinigkeiten überfordert wirken. Es sind also auch hier nicht allein die äußeren Umstände, die über unser Stresslevel entscheiden, sondern in den meisten Fällen unsere Gedanken dazu.
Die erste Botschaft hinter der Emotion Stress könnte demnach sein, die eigenen Bewertungen zu hinterfragen. Ist ein verpasster Bus, ein unfreundlicher Kunde, ein schlechter Tag beim Abnehmen oder die offene Zahnpastatube wirklich Grund dafür, in den Überlebensmodus zu wechseln. Welche Regeln darüber, wie die Dinge laufen sollten, hast du dir selbst gemacht? Um dein Stresslevel zu reduzieren ist es sehr ratsam, diese selbstauferlegten Regeln immer mal wieder zu hinterfragen und gegebenenfalls zu lockern.

BEISPIEL

Sarah, eine Teilnehmerin meines 10-wöchiges Online-Programms »Lifestyle schlank«, erzählte mir einmal während eines Podcast-Interviews, dass sie früher bei Erschöpfung immer zur Schokolade griff, um dadurch wieder genug Energie freizusetzen, um den Haushalt zu stemmen. Während des Programms erkannte sie jedoch, dass der Körper bei Erschöpfung zwar nach Energie verlangt, Schokolade jedoch nicht die Form von Energie ist, die er wirklich benötigt. Der Zucker steigert zwar kurzzeitig das Energielevel, die anschließende Verarbeitung des Zuckers entzieht dem Körper jedoch am Ende mehr Energie als sie ihm zuvor geliefert hat. Was der Körper bei Erschöpfung wirklich braucht, ist nicht Schokolade, sondern Erholung. Aus diesem Grund macht Sarah an Tagen, an denen sie sich besonders erschöpft fühlt, nun Folgendes: Sie lässt den Haushalt Haushalt sein! Stattdessen macht sie einen Mittagsschlaf oder eine Meditation. Auf diese Weise greift sie weniger zu Schokolade und lädt gleichzeitig ihre Energiereserven nachhaltig auf. Davon profitiert nicht nur sie, sondern auch ihre Familie. Denn statt eines blitzsauberen Haushalts, bekommt ihre Familie nun eine gut gelaunte, ausgelassene Sarah – und dreimal darfst du raten, was Mann und Kindern lieber ist.

So einfach kann es werden, wenn wir uns erlauben, uns von den eigenen Bewertungen und selbstauferlegten Regeln zu befreien. Mit neuen

Bewertungen arbeitest du sozusagen präventiv daran, weniger Stress zu empfinden.
Eine weitere Methode der Stressprävention und gleichzeitig eine Botschaft der Emotion Stress, ist es, zu lernen, gesunde Grenzen zu setzen. Die erste Grenze, die die meisten Menschen überschreiten, ist ihre persönliche Grenze in Bezug auf die eigene Leistungsfähigkeit. Während wir den Druck auf uns selbst bis ins Unermessliche erhöhen, erreichen wir effektiv immer weniger. Folglich leiden wir nicht nur an unserer eigenen Unzufriedenheit, sondern auch an den Symptomen, die eigentlich verspätete Grenzwächter sind. Der Körper signalisiert uns immer, wenn wir selbst oder andere unsere Grenzen überschreiten. Ein solches Symptom oder Warnsignal ist in vielen Fällen auch Übergewicht oder ein exzessives Essverhalten.
Aber nicht nur wir ignorieren regelmäßig unsere eigenen Grenzen, wir lassen auch andere Menschen immer wieder unsere Grenzen überschreiten. Uns fällt es oft schwer, uns von den Bedürfnissen und Problemen anderer abzugrenzen. Manchmal kommen die Probleme anderer Menschen uns als Ablenkung auch gerade recht, denn die Probleme anderer lassen sich natürlich einfacher lösen als die eigenen. Mit dieser Vorgehensweise bleiben die eigenen Probleme leider unverändert, während das Stressniveau immer weiter ansteigt. Gesunde Grenzen zu setzen, bedeutet jedoch nicht, Mauern zu errichten und sich von den Menschen, die wir lieben, zu entfernen.
Über sichere Grenzen ist Kommunikation und wahre Verbundenheit überhaupt erst möglich. Mit dem Setzen von gesunden Grenzen sorgen wir dafür, dass wir in unserer Mitte bleiben und in diesem Zustand sind wir die beste Unterstützung für unsere Mitmenschen. Wenn wir nicht lernen, uns abzugrenzen, erhöht sich unser Stresslevel ins Unermessliche und sorgt dafür, dass wir ausbrennen. In diesem Zustand fühlen wir uns von unserem Umfeld auch sehr oft ausgenutzt. Es ist jedoch nicht die Verantwortung der anderen, unsere Grenzen zu schützen, sondern unsere Verantwortung, die eigenen Grenzen aufzuzeigen.
Das Problem dabei ist, dass wir selbst unsere Grenzen meist nicht kennen. Um Grenzen richtig setzen zu können, müssen wir uns zunächst Klarheit darüber verschaffen, wo unsere Grenzen überhaupt liegen. Das gilt sowohl für die Grenzen der eigenen Leistungsfähigkeit als auch für die Probleme und Anliegen anderer Menschen, die wir uns so oft zu eigen

machen. Bei der Bewusstwerdung der eigenen sind weder dein Kopf noch dein Herz die richtigen Ansprechpartner. Wie du bereits erfahren hast, sind unsere Gedanken unsere Adaption an die Welt, deshalb können wir ihnen in Bezug auf unsere Grenzen nicht trauen. Zu sehr haben wir uns an gesellschaftliche Normen angepasst und zu groß ist die Gefahr, dass wir diese Normen über unsere Grenzen bestimmen lassen, statt selbst festzulegen, wo unsere Grenzen liegen. Wir sind dazu verleitet, uns mit anderen zu vergleichen und unsere Grenzen dort zu setzen, wo andere sie setzen würden. Unser Verstand ist besetzt von etlichen Glaubenssätzen rund um das Thema Grenzen, wie:

»Ein Indianer kennt keinen Schmerz.«

»Wer zu spät kommt, den bestraft das Leben.«

»Wer anderen nicht stets helfend zur Seite steht, ist ein Egoist.«

»Wer sich selbst wichtig nimmt, ist arrogant.«

»Wer sich von anderen abgrenzt, steht am Ende allein da.«

»Die moderne Frau wuppt Karriere, Kindererziehung und Haushalt mit Links.«

Solche Glaubenssätze führen schnell dazu, dass wir uns überfordern, weil wir denken, wir müssten einen gewissen Grad an Leistung erbringen oder ein gewisses Bild nach außen repräsentieren. In Wirklichkeit sind unsere Grenzen jedoch so individuell wie unser Fingerabdruck und können nicht generalisiert werden.

Auch unser Herz ist beim Thema Grenzen setzen kein guter Ansprechpartner, denn naturgemäß möchte es immer das Beste für die geliebten Menschen in unserem Umfeld. Die langfristige Perspektive lässt es dabei gern außer Acht. Dabei ist die Rechnung eigentlich ganz einfach: Nur wenn unser Glas gefüllt ist, haben wir genug zum Teilen. Ist unser Glas leer, brennen wir aus und sind am Ende das Gegenteil einer Hilfe für unser Umfeld.

Häufig reagieren wir dann scheinbar aus dem Nichts mit einem Angriff oder ergreifen überstürzt die Flucht. Diejenigen, die explodieren, sind oft selbst erschrocken über ihre Reaktion, weil es sich für einen Moment so anfühlt, als würden sie komplett die Kontrolle verlieren. Eben waren sie noch diejenigen, die der anderen Person geduldig und tolerant Raum gegeben haben und plötzlich werden sie selbst zum Täter. Sobald sie anschließend erkennen, was sie angerichtet haben, fühlen sie sich unendlich schuldig. Um diese Schuld wieder auszugleichen, bemühen sie sich im Anschluss meist um ein besonders selbstloses und unterwürfiges Verhalten, das sich selbstverständlich irgendwann wieder aufstaut und zum nächsten Ausbruch führt. Die Auswirkungen von explosiven Kurzschlusshandlungen als Folge von Grenzüberschreitungen können großen Einfluss auf die Familie, auf Freundschaften und sogar auf die Karriere oder die Existenz haben.

Denjenigen, die implodieren, statt zu explodieren, merkt man hingegen erst einmal kaum etwas an. Implosionen sind von außen sehr schwer zu erkennen, sie äußern sich jedoch anschließend gern als körperliche Symptome wie zum Beispiel Übergewicht, aber auch Migräne, Reizdarm, Muskelverspannungen oder andere psychosomatische Beschwerden. Um sowohl Explosionen als auch Implosionen zu vermeiden, solltest du deine eigenen Grenzen besser kennenlernen. Dabei solltest du, wie erwähnt, weder auf deinen Kopf noch auf dein Herz hören. Der Einzige, der dir deine Grenzen neutral aufzeigen kann, ist dein Körper.

ÜBUNG

Lass uns dazu ein kleines Experiment machen:

Stell dir vor, du stehst im Supermarkt an der Kasse. Zu der Person vor dir hast du ausreichend Platz gelassen. Doch die Person, die gerade hinter dich getreten ist, kommt dir sehr nahe. Ohne dich umzudrehen, Augen im Hinterkopf zu haben oder Berührung tatsächlich zu spüren, nimmst du über deinen Körper wahr, dass diese Person gerade dein natürliches Grenzempfinden überschritten hat. Versetze dich jetzt einmal mit all deinen Sinnen in diese Situation hinein und beantworte folgende Fragen:

- Woher weißt du, dass die Person hinter dir sehr nahe steht?
- Wie reagiert dein Körper?
- Welche Signale sendet er dir und wie?
- Welches Gefühl löst das in dir aus?

Dein Körper sendet dir immer Signale, sobald du selbst oder andere deine psychischen oder physischen Grenzen überschreiten. Aus diesem Grund ist es sehr wichtig, die Wahrnehmung für unseren Körper zu schulen und seine Zeichen richtig zu deuten. Wenn wir über unsere Grenzen gehen, macht sich das irgendwo körperlich, zum Beispiel in unserem Bauch, in unserem Hals oder unserer Brust bemerkbar. Leider übergehen wir dieses Gefühl allzu oft. Sich zu spüren und im Kontakt mit sich selbst zu sein, ist die Grundvoraussetzung dafür, sich besser abgrenzen zu können.
Achtsamkeit ist der erste Schritt, Ordnung und Klarheit in das eigene Leben zu bringen. Allein durch ein verbessertes Bewusstsein, verändert sich meist bereits der Umgang mit uns selbst, der Kontakt zu anderen und das eigene Stressempfinden.
Präventiv kannst du dein Stresslevel also reduzieren, indem du zum einen daran arbeitest, Situationen weniger auf eine Art und Weise zu bewerten, die Stress in dir auslöst und zum anderen, indem du gesunde Grenzen setzt. Nichtsdestotrotz wird es immer mal wieder zur Ausschüttung von Stresshormonen kommen. Ist das der Fall, ist das Handlungsbedarfssignal hinter der Emotion Stress, die ausgeschütteten Stresshormone aktiv wieder abzubauen.
Wir haben ja bereits darüber gesprochen, was körperlich während des Flucht- oder Kampfzustands in uns vorgeht. Es wird unendlich viel Energie freigesetzt, damit wir schneller rennen, besser kämpfen und länger durchhalten können. In Situationen, in denen wir tatsächlich um unser Leben kämpfen, werden die freigesetzten Stresshormone aufgrund der körperlichen Betätigung nach und nach wieder abgebaut und die Homöostase stellt sich ein. Heutzutage entsteht der Stress jedoch hauptsächlich in unseren Gedanken und die freigesetzte Energie wird auf körperlicher Ebene überhaupt nicht benötigt. Das heißt, wir sind voller überschüssiger Energie, die abgebaut werden will. In den meisten Fällen tun wir jedoch genau das Gegenteil. Statt uns sportlich zu betätigen, sitzen wir oft 10 Stunden am Tag am Schreibtisch, nehmen den Aufzug, statt der Treppe und verbringen unseren Feierabend vor dem Fernseher, statt im Fitnessstudio. Auf diese Weise kann sich die aufgebaute Anspannung nicht abbauen. Der Abend auf dem Sofa ist zwar bequem für deinen Geist, für deinen Körper hingegen eine Qual, denn er kann die ausgeschütteten Stresshormone im Blut nicht abbauen und auf diese Weise

nicht in den homöostatischen Zustand zurückfinden. So befindet sich dein Körper ununterbrochen in einem Alarmzustand und sendet entsprechende Signale zurück an dein Gehirn. Dies bewirkt, dass du auch weiterhin Gedanken denkst, die Stress in dir auslösen, und der Teufelskreis nimmt weiter seinen Lauf.

Diesen Teufelskreis kannst du jedoch unterbrechen. Dabei kann dir sowohl dein Körper als auch dein Geist behilflich sein. Über deinen Körper kannst du Stress in Form von Bewegung abbauen und damit gleichzeitig für die Ausschüttung von Glückshormonen wie Endorphin und Dopamin sorgen. Das bewirkt, dass du dich zufriedener, glücklicher und motivierter fühlst. Diese Gefühle beeinflussen wiederum deine Gedanken und so unterbrichst du das Muster ständiger Stressgedanken. Bewegung tut also nicht nur deinem Körper gut, sondern vor allem deinem Geist. Bewegung sollte jedoch dazu dienen, Stress abzubauen und nicht zusätzlich Stress in dir auszulösen. Suche dir deshalb eine Form der Bewegung aus, die dir leichtfällt und Spaß macht, sie sollte dich auf keinen Fall psychisch unter Druck setzen. Um Stress abzubauen und Glückshormone auszuschütten, musst du keinen Marathon laufen oder schwere Gewichte stemmen. Ein kleiner Spaziergang an der frischen Luft, gemeinsam mit den Kindern durchs Haus tanzen, ein paar Bahnen im Schwimmbad oder eine Runde Federball im Park sind absolut ausreichend.

Bei regelmäßiger körperlicher Bewegung wird außerdem dein Blut mit mehr Sauerstoff versorgt, was deine Konzentrationsfähigkeit verbessert, wodurch sich auch deine geistige Fitness verbessert. Außerdem stärkst du mit regelmäßiger Bewegung dein Immunsystem und deine Stressresistenz.

Über den Geist kannst du Stress in Form von Entspannungsverfahren abbauen. Meditation, Hypnose, Yoga, Qigong, Autogenes Training oder andere stressreduzierende Methoden bewirken, dass du deinen Fokus vom Außen aufs Innen richtest und dein gestresster Geist so die Chance hat, in ruhige Fahrwasser zu gelangen.

Falls du dich jetzt gerade fragst, ob du nicht auch beim Fernsehschauen oder beim Surfen auf Social Media deinen Stress abbauen kannst, muss ich dich leider enttäuschen. Sowohl beim Fernsehen als auch beim Surfen auf Social Media bleibt dein Fokus im Außen. Die Schießerei im Actionfilm löst bei dir nämlich mindestens genauso viel Stress aus, wie beim Hauptdarsteller. Und auch die immer perfekt gestylte Influencerin setzt dich eher Erfolgsdruck aus, als dass sie zu deiner Entspannung beisteuert. Je mehr Reize wir im Außen wahrnehmen, desto weniger Achtsamkeit schenken wir unseren Gedanken und unserem Körper. Diese Achtsamkeit ist jedoch nötig, um Situationen besser zu bewerten, gesunde Grenzen zu setzen und unserem Körper beim Abbau von Stresshormonen und der Wiederherstellung unserer Balance bestmöglich zu unterstützen.

Podcast Empfehlung
112 | »Wie du lernst, gesunde Grenzen zu setzen«

Den Podcast findest du unter dem Namen »Lifestyle schlank« auf allen Podcast-Apps und auf meiner Webseite shinecoaching.de.

TEIL 2

Erkennen – Wer du bist

Übungen zu Kapitel 1: Der Zusammenhang zwischen Denken, Fühlen und Handeln

Im ersten Teil des Buches hast du dir viel Wissen über Gedanken, Gefühle, Verhaltensweisen und Gewohnheiten angeeignet. In Teil 2, »Erkennen – Wer du bist«, geht es nun darum, das Gelernte bei dir selbst zu erkennen. Die folgenden Übungen zur Selbstreflektion werden dein Bewusstsein für deine eigenen Gedanken, Überzeugungen, Gefühle, Verhaltensweisen und Gewohnheiten erweitern. Dieses erweiterte Bewusstsein wird dir helfen, von Phase 1, der unbewussten Inkompetenz, zu Phase 2, der bewussten Inkompetenz, zu gelangen. Wenn du dich nachhaltig verändern möchtest, dann ist der Übergang von Phase 1 zu Phase 2 unerlässlich, denn ohne Bewusstsein keine Veränderung!

BEISPIEL

Denke gern noch einmal an das Beispiel meiner Klientin Tina zurück. Jahrelang ist Tina unbewusst davon überzeugt gewesen, nicht gut genug zu sein, deshalb basierten automatisch all ihre Entscheidungen auf diesem Glaubenssatz. Aus diesem Grund zog sie unbewusst fortlaufend Dinge in ihr Leben, die ihr bestätigten, dass sie nicht gut genug wäre. Erst als sie sich dieser inneren Überzeugung bewuss twurde, war sie in der Lage, andere Entscheidungen zu treffen, die zu neuen Ergebnissen im Außen führten.

Und so wie es Tina ging, geht es uns allen. Unbewusst wählen wir alle die Ergebnisse in unserem Leben selbst. Unsere Arbeit, unsere Freunde, unsere Beziehungen und auch unser Körper basieren nicht auf einem Zufall, sondern auf unseren unbewussten Entscheidungen. Aus diesem Grund können wir auf der Suche nach unseren unbewussten Überzeugungen auch rückwärts vorgehen und diese anhand unserer Ergebnisse ableiten. Dazu sollten wir uns die Ergebnisse, die wir in verschiedenen Lebensbereichen erzielen, ins Bewusstsein rufen und analysieren, welche Gedanken zu diesen Ergebnissen geführt haben. Denn am Ende sind diese Resultate nicht mehr als die manifestierte Form unserer Gedanken. Ab einem gewissen Punkt in unserem Leben sind wir es gewohnt, die immer gleichen Gedanken zu denken, die gleichen Gefühle zu fühlen und auf gleiche Art und Weise zu reagieren. Daraus entsteht eine immer gleichbleibende Realität, von der wir überzeugt sind, dass sie unser Leben ist. Es gilt, wer sich nachhaltig verändern möchte, muss lernen, über seine gewohnten Gedanken und Gefühle hinauszudenken. Veränderung heißt: über die vertrauten Gedanken und Gefühle unseres bisherigen Ichs hinaus zu handeln.

Aus diesem Grund werden wir nun als Erstes neun verschiedene Lebensbereiche unter die Lupe nehmen und analysieren, wie zufrieden du im jeweiligen Bereich momentan bist. Anschließend erläutern wir, welche Gedanken und damit verbunden Gefühle zu den befriedigenden oder unbefriedigenden Resultaten geführt haben.

Sobald wir herausgefunden haben, welche Gedanken zu den unerwünschten Ergebnissen geführt haben, können wir anfangen, diese Gedanken Stück für Stück umzuprogrammieren. Die Neuprogrammierung dieser Gedanken wird automatisch unsere Gefühle beeinflussen und somit unsere Energie verändern. Die dadurch entstehende transformierte Energie wird uns dann schlussendlich dabei helfen, bessere Entscheidungen zu treffen und neue Resultate zu manifestieren. Das Erzielen von neuen Ergebnissen hat wiederum einen positiven Einfluss auf unser Selbstbild.

Zusammengefasst kann man sagen, dass die Erkenntnisse, die du in diesem Teil über dich gewinnen wirst, dir helfen werden, neue Handlungsmöglichkeiten zu erkennen, neue Entscheidungen zu treffen und somit nachhaltige Veränderung zu vollziehen.

In diesem Teil erwarten dich wertvolle Übungen zur Selbstreflektion. Du kannst deine Antworten direkt hier im Buch notieren oder wenn du mehr Platz zum Schreiben benötigst alternativ die Übungsblätter downloaden.

Das Rad des Lebens

Das Rad des Lebens spiegelt neun Bereiche deines Lebens wider: Beruf, Beziehung, Freundschaft, Fitness, Gewicht/Essverhalten, Freizeit/Urlaub/Abenteuer, Finanzen, Räumliche Umgebung, Gesundheit

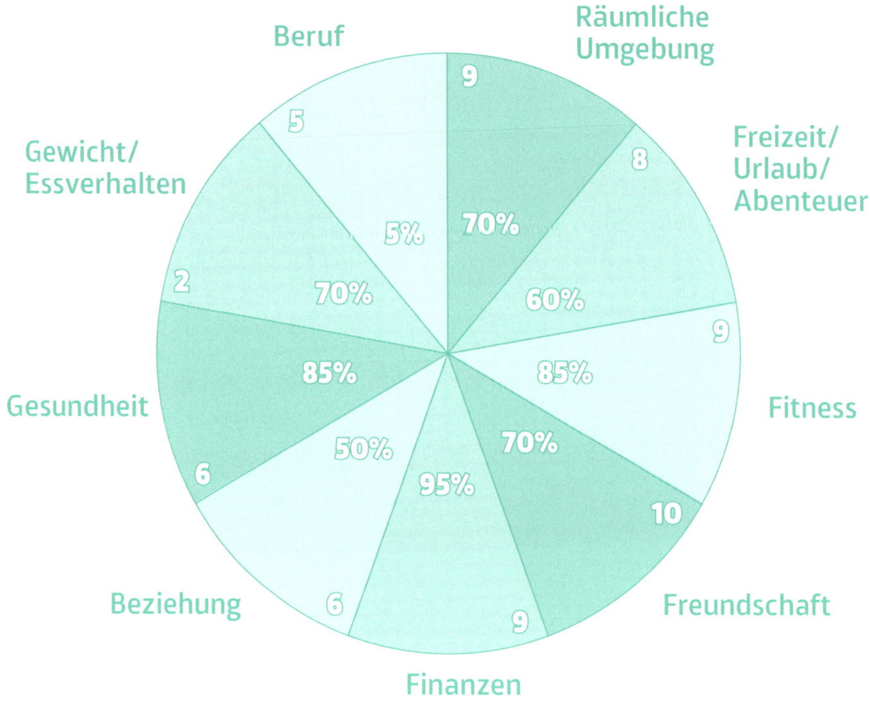

In folgender Übung werden wir diese neun Bereiche genau unter die Lupe nehmen und Folgendes gemeinsam analysieren:

- Wie zufrieden bist du mit deinen Ergebnissen in den verschiedenen Bereichen zurzeit?
- Wie wichtig ist dir der jeweilige Lebensbereich im Moment?
- In welchem Bereich verspürst du gerade das größte Verlangen nach einer Veränderung (auch wenn diese Veränderung dir Angst macht)?

Diese Vorgehensweise ermöglicht es dir, zu erkennen, in welchem Bereich du bereits gut auf deine Bedürfnisse achtest und deinen eigenen Ansprüchen gerecht wirst und in welchem Bereich du bisher nicht dein vorhandenes Potenzial entfaltest.

Achtung: Die Bewusstwerdung über den Status quo deiner Zufriedenheit setzt immer absolute Ehrlichkeit voraus. Weder Schönmalerei noch Schwarzmalerei werden dich dabei unterstützen, nachhaltige Veränderung zu erzielen. Bei der Bewertung geht es außerdem auch nicht um gut oder schlecht, richtig oder falsch, sondern einzig und allein um die Frage: Bist du glücklich damit?

ÜBUNG

1. Bitte bewerte jeden Bereich auf einer Skala von 1 – 10: Wie wichtig ist dir der jeweilige Bereich momentan? Dabei bedeutet 1 überhaupt nicht wichtig und 10 sehr wichtig. (Siehe Seite 152.)

2. Wie weit sind deine Ansprüche, Bedürfnisse und Wünsche im jeweiligen Bereich bereits erfüllt? Fühle dich in jeden Bereich hinein und bewerte den Grad deiner Erfüllung auf einer Skala von 1–100 %. (Siehe Seite 152.)

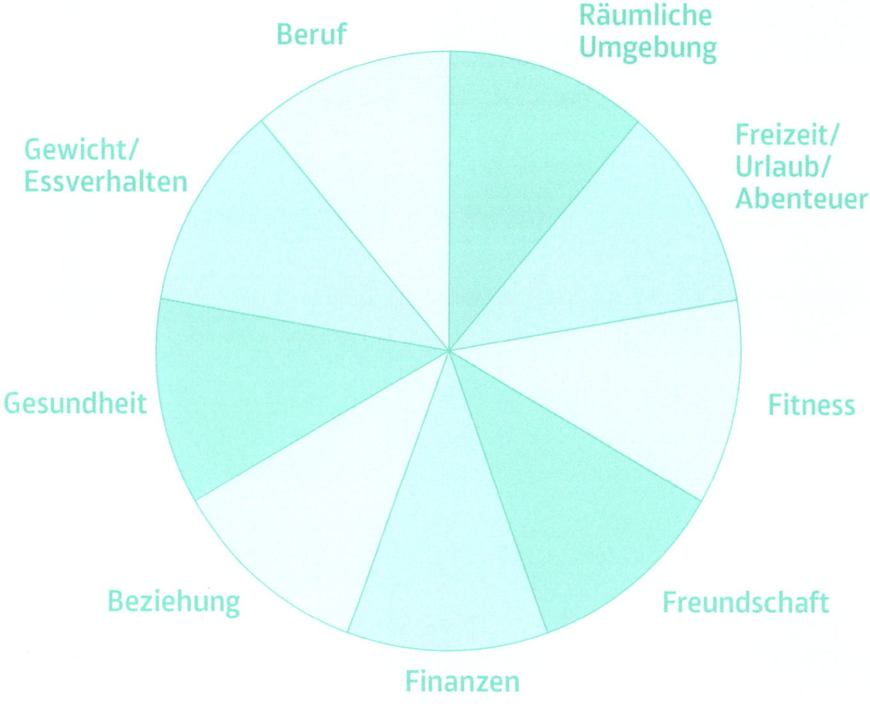

ÜBUNG

3. Lasse nun das ausgefüllte Rad auf dich wirken. In welchem Bereich oder in welchen Bereichen lebst du bereits mehr als 65 % deines Potenzials?

____

____

Erkenne dich für diese Fülle an und nimm wahr, was du bereits geschafft hast. Solltest du in keinem Bereich über 65 % notiert haben, ist die Wahrscheinlichkeit sehr hoch, dass du heute unter Schwarzmalerei leidest. Dann lege die Übung für heute beiseite und starte an einem anderen Tag noch einmal von vorn. Es gibt Tage, da »sehen wir einfach schwarz«. Auch das dürfen wir annehmen und uns sicher sein, dass es wieder vorbeigeht. Ich garantiere dir, dass du schon in einigen Bereichen deinem Potenzial sehr nahe bist. Manchmal müssen wir nur lernen, dies auch wahrzunehmen. Sonst ergeht es uns wie Stefan aus dem Beispiel in Kapitel 1. Erinnerst du dich, wie er das Gleiche leistet wie Daniel, es jedoch negativer bewertet und dadurch nicht wie Daniel vor der nächsten Beförderung steht, sondern kurz vor dem Burn-out?

Uns ehrlich für unsere Stärken anzuerkennen, ist genauso wichtig wie zu unseren Schwächen zu stehen. Wenn du bereits an dem Punkt bist, dass du dich für diese Bereiche anerkennen kannst, kannst du zum nächsten Punkt übergehen. Ansonsten nehme die Übung, wie gesagt, zu einem späteren Zeitpunkt noch mal zur Hand.

ÜBUNG

4. Welchen Bereich hast du am höchsten bewertet?

____

____

Schreibe im Detail auf, was du ganz aktiv getan hast, um in diesen Bereichen erfüllt und erfolgreich zu sein.

____

____

Achtung: Wir Menschen neigen dazu, Misserfolge auf unsere fehlenden Fähigkeiten, Erfolge hingegen auf Zufälle oder glückliche äußere Umstände zurückzuführen. Das ist jedoch ein großer Trugschluss. Der Ursprung sowohl von Erfolg als auch von Misserfolg liegt immer in uns.

In der folgenden Übung geht es darum, die unbewussten internen Strategien herauszuarbeiten, die für deinen Erfolg verantwortlich sind. Alle Fragen beziehen sich auf dich und dein Mindset und somit müssen auch alle deine Antworten auf dich bezogen sein. Antworten wie »Ich hatte einfach Glück« oder »Ich war zur richtigen Zeit am richtigen Ort« sind hier nicht gefragt.

Welche inneren Überzeugungen, Gedanken, Gefühle, Entscheidungen und Gewohnheiten haben dazu beigetragen, dass dieser Bereich erfüllt ist?

Überzeugungen/Gedanken

Was denkst du über dich und deine Fähigkeiten in diesem Bereich?

____

Was denkst du über deinen Erfolg in diesem Bereich?

____

Wie denkst du über Rückschläge/Niederlagen in diesem Bereich?

____

Welche Erfahrungen in diesem Bereich haben zu diesen Gedanken geführt?

____

Welche Bedeutung hast du diesen Erfahrungen gegeben?

____

Gefühle

Auf welche Art und Weise haben diese Gedanken deine Gefühle beeinflusst?

____

Welche Gefühle sind aus diesen Gedanken oder Überzeugungen entstanden?

____

Entscheidungen:

Inwieweit haben diese Gefühle und Gedanken deine Entscheidungen beeinflusst?

Gewohnheiten:

Inwieweit sind aus diesen Entscheidungen Gewohnheiten entstanden, die maßgeblich zum Erfolg in diesem Bereich beisteuern?

Selbstbild:

Inwieweit haben diese Entscheidungen und Gewohnheiten dein Selbstbild geprägt?

Was denkst du aufgrund der Ergebnisse in diesem Bereich über dich selbst?

Schau dir nun gern noch einmal deine Antworten aus Teil 4 an und werde dir darüber bewusst, dass diese deine Erfolgsstrategien widerspiegeln. Diese Gedanken, Gefühle, Entscheidungen, Gewohnheiten und das daraus entstandene Selbstbild sind der Grund für deinen Erfolg. Herzlichen Glückwunsch! Du weißt also bereits, wie ein erfolgreiches Mindset funktioniert. Das Tolle ist, dass du diese Strategien auf alle Lebensbereiche übertragen kannst.

Wie du jedoch bereits erfahren hast, solltest du dich nicht überfordern und deshalb bei Veränderungen immer schrittweise vorgehen. Zunächst einmal solltest du dir einen Lebensbereich aussuchen und dich auf die Veränderungen in diesem fokussieren. Bei der Auswahl des Lebensbereichs solltest du auf dein Bauchgefühl hören. Der Bereich, in dem dein Bauchgefühl am lautesten schreit »Raus aus dem gemütlichen Elend!« ist der Richtige. Auch dann, wenn dieser Lebensbereich auf den ersten Blick nichts mit deinem Gewicht zu tun haben sollte. Es kann gut sein, dass dein Bauchgefühl dir sagt, du solltest dich zuerst auf deine Beziehung, deinen Beruf oder einen anderen Bereich konzentrieren. Die Energie, die durch die Fortschritte und Erfolge in diesem Bereich frei wird, kannst du anschließend nutzen, um dich deinem Gewicht/Essverhalten oder deiner Fitness zu widmen. Die vorgestellten Übungen kannst du Schritt für Schritt für jeden Bereich wiederholen. Sollte dein Bauchgefühl jedoch am lautesten beim Thema Gewicht/Essverhalten oder Fitness schreien, dann solltest du selbstverständlich auch mit diesem Bereich beginnen. Die Energie, die durch die Fortschritte in diesem Bereich entsteht, kannst du dann für die Bearbeitungen des nächsten Bereichs nutzen.

5. Um Überforderung auszuschließen, solltest du dir nun den Lebensbereich aussuchen, in dem du das größte Bedürfnis nach Veränderung verspürst. Welchen Lebensbereich möchtest du ab heute verbessern?

____

____

6. Nun schauen wir uns an, welche inneren Überzeugungen, Gefühle, Entscheidungen und Gewohnheiten zu den unbefriedigenden Ergebnissen in diesem Bereich führen.

Reflektiere anhand der folgenden Fragen, welche zugrundeliegende Überzeugung über dich selbst oder das Leben unbewusst deine Gefühle, Entscheidungen und Gewohnheiten in diesem Bereich beeinflusst.

Innere Überzeugungen/Gedanken:

Was denkst du über dich und deine Fähigkeiten in diesem Bereich?

Was denkst du über deinen Erfolg in diesem Bereich?

Was denkst du über den Erfolg von anderen Menschen in diesem Bereich?

Wie denkst du über Rückschläge/Niederlagen in diesem Bereich?

Welche Erfahrungen in diesem Bereich haben zu diesen Gedanken geführt?

Welche Bedeutung hast du diesen Erfahrungen gegeben?

Gefühle:

Auf welche Art und Weise haben diese Gedanken deine Gefühle beeinflusst?

Welche Gefühle sind aus dieser Überzeugung oder diesen Überzeugungen entstanden?

Entscheidungen:

Inwieweit haben diese Gefühle und Gedanken deine Entscheidungen beeinflusst?

Gewohnheiten:

Inwieweit sind aus diesen Entscheidungen Gewohnheiten entstanden, die deinem Glück im Wege stehen? Welche Gewohnheiten sind das?

Selbstbild:

Inwieweit haben diese Entscheidungen und Gewohnheiten dein Selbstbild geprägt?

___

___

Was denkst du aufgrund der Ergebnisse in diesem Bereich über dich selbst?

___

___

In Teil 4 hast du deine Erfolgsstrategien ermittelt. Deine Antworten auf Frage 6 spiegeln nun das Gegenteil wider. Sie zeigen dir schwarz auf weiß, welche Aspekte deines Mindsets zu den unbefriedigenden Ergebnissen in deinem Leben geführt haben. Diese Erkenntnis sollte dich jedoch nicht frustrieren oder traurig machen. Im Gegenteil: Dieses Bewusstsein macht dich zum ersten Mal handlungsfähig.

Du hast dir gerade deine »Misserfolgsstrategien« ins Bewusstsein gerufen. Und du weißt ja inzwischen, die Bewusstwerdung ist immer der erste Schritt zu nachhaltiger Veränderung. Erst jetzt, wo du dir dieser nicht zielführenden internen Strategien bewusst bist, kannst du die Veränderung an der richtigen Stelle initiieren.
In den folgenden Übungen werden wir die Erkenntnisse aus diesem Teil nutzen, um neue interne Strategien zu entwickeln, die dich zum Erfolg führen werden.

7. Brainstorme nun, welche inneren Überzeugungen, Gefühle, Entscheidungen und Gewohnheiten zu den gewünschten Ergebnissen in diesem Bereich führen würden.

Innere Überzeugungen/Gedanken:

Was müsstest du über dich und deine Fähigkeiten in diesem Bereich denken, um motiviert zu sein, eine Veränderung anzugehen?

____

____

Welche innere Grundüberzeugung müsstest du etablieren, um dir Erfolg in diesem Bereich zuzugestehen?

____

____

Was müsstest du über andere Menschen denken, die in diesem Bereich erfolgreich sind, um selbst auch erfolgreich zu sein?

____

____

Wie müsstest du über Rückschläge/Niederlagen denken, um in diesem Bereich langfristig erfolgreich zu sein?

____

____

Gefühle:

Welche Gefühle würden aus diesen neuen Gedanken entstehen?

____

____

Entscheidungen:

Inwieweit würden diese Gefühle und Gedanken deine zukünftigen Entscheidungen positiv beeinflussen?

___

___

Gewohnheiten:

Inwieweit würden aus diesen Entscheidungen Gewohnheiten entstehen, die dich deinem Glück näherbringen?

___

___

Welche Gewohnheiten wären das?

___

___

Selbstbild:

Inwieweit würden diese Entscheidungen und Gewohnheiten dein Selbstbild prägen?

___

___

Was würdest du aufgrund der neuen Ergebnisse in diesem Bereich über dich selbst denken?

___

___

Lese dir gern noch einmal deine Antworten aus Teil 7 durch und werde dir darüber bewusst, dass du hier gerade eine neue Erfolgsstrategie entwickelt hast. Zum jetzigen Zeitpunkt bist du dir also nicht nur darüber bewusst, welche interne Strategie dich bisher davon abgehalten hat, deine Ziele in diesem Bereich zu erreichen, sondern auch, welche Strategie dich zukünftig zum Erfolg führen wird.

Übungen zu Kapitel 2: Der Zusammenhang zwischen Gewohnheiten und deiner Identität

> *»Die beste Gewohnheit, die du aufgeben kannst, ist dein Gewohntes ICH.«*
>
> WAYNE DYER

Erinnerst du dich, wie ich dir in Kapitel 2 erklärt habe, dass Veränderung auf drei Ebenen stattfinden kann? Die erste Ebene ist die Veränderung der Ziele, die zweite die Veränderung der Vorgehensweise und die dritte und meines Erachtens wichtigste Ebene ist die Veränderung der Identität.

Ziele sind das, was wir erreichen; Vorgehensweisen sind das, was wir tun; die Identität ist das, was wir glauben und deshalb sind. Die meisten Menschen konzentrieren sich bei einer Veränderung auf das, was sie erreichen wollen. Sie setzen sich Ziele und suchen nach Wegen, diese zu erreichen. Dadurch entstehen ziel- und planorientierte Gewohnheiten. Ein Ziel zu erreichen, ändert das Leben wie besprochen jedoch immer nur kurzfristig. Viel wichtiger und effektiver ist es, identitätsbasierte Gewohnheiten aufzubauen, bei denen wir uns vor allem darauf konzentrieren, wer wir werden möchten. Aus diesem Grund wirst du heute einmal andersherum vorgehen. Bevor du dir ein Ziel setzt und einen Plan entwickelst, überlegst du dir diesmal zunächst, wer du sein möchtest.

Ziele und Pläne sind essenziell für Veränderung, aber sie müssen zu der Person passen, die wir werden möchten. Der Grund, warum ziel- und planorientierte Gewohnheiten langfristig nicht ausreichen, ist, dass viele unserer inneren Überzeugungen im Widerspruch zu unserem neuen Verhalten stehen. Jemand, der gern schlank wäre, seine Essgewohnheiten jedoch als Teil seiner Identität sieht, kann niemals dauerhaft schlank werden. Wir können viele Gewohnheiten als sinnvoll erachten, wenn sie jedoch unserer Identität widersprechen, werden wir sie nicht dauerhaft umsetzen. Denn Menschen verspüren immer ein großes Verlangen danach, dem eigenen Selbstbild gerecht zu werden. Aus diesem Grund kann ein Verhalten, das nicht mit dem eigenen Selbstbild übereinstimmt, niemals von Dauer sein. Wenn wir lediglich ziel- und planorientierte Gewohnheiten aufbauen, die im Widerspruch zu unserem Selbstbild stehen, entsteht ein Identitätskonflikt. Dieser Identitätskonflikt führt dazu, dass wir vermehrt Ausreden erfinden, um die neuen Gewohnheiten nicht weiter umzusetzen:

»Ich habe keine Zeit.«

»Ich bin zu müde.«

»Das ist mir alles zu viel.« usw.

An Kreativität, um Ausreden zu erfinden, mangelt es uns selten. In Wahrheit setzen wir die neuen Gewohnheiten jedoch nicht um, weil uns unser Selbstbild im Weg steht. Deshalb sollten wir nun zunächst herausfinden, an welchen Teilen deines gewohnten Ichs (Selbstbildes) du noch festhältst.

8. Inwiefern definierst du dich selbst noch über dein bisheriges Verhalten? Konzentriere dich bei der Beantwortung der Fragen auf den Lebensbereich, für den du dich bei Frage 5 entschieden hast.

Welche Gewohnheiten, bezogen auf den ausgewählten Bereich gehören zu dir wie die Nacht zum Tag? Über welche Gewohnheiten definierst du dich selbst?

____

____

Vervollständige den Satz in Bezug auf den von dir ausgewählten Bereich:
Ich bin …

____

____

Beispiel: Gewicht/Essverhalten

Ich bin ...

... ein Vielfraß und brauche immer mindestens zwei Portionen, um satt zu werden.

... zuckersüchtig und kann bei Süßem nie widerstehen.

... ein/e Feinschmecker:in und Essen bestimmt über meine Lebensqualität.

... nicht dazu gemacht, schlank zu sein.

... dick und unattraktiv.

Beispiel: Fitness

Ich bin ...

... unsportlich und faul.

... ein Couchpotato.

... lethargisch.

Beispiel: Beziehung

Ich bin ...

... unselbstständig und deshalb abhängig von meinem Partner.

... nicht liebenswert.

... niemand, wenn ich nicht die Frau von XY oder der Mann von XY bin.

Solange du diese Gedanken über dich selbst nicht loslässt, wirst du dich in diesem Selbstbild immer wieder bestätigen. Wir dürfen niemals zu sehr an einer bestimmten Version unserer Identität festhalten. Persönliche Weiterentwicklung ist nur möglich, wenn wir immer wieder an unseren Überzeugungen arbeiten und unsere Identität zu unseren Gunsten ausbauen. So wie wir unbewusst einem negativen Selbstbild gerecht werden wollen, funktioniert das Ganze nämlich zum Glück auch andersrum. Eine Person, die sich selbst als Sportler:in sieht, muss sich nicht zum Training zwingen. Eine Frau, die sich als selbstbewusst und unabhängig wahrnimmt, braucht keinen Partner an ihrer Seite, um glücklich zu sein. Ein Vegetarier verzichtet von Herzen gern auf Fleisch. Eine schlanke Person ernährt sich gern ausgewogen. Eine Frau, die sich ihrer Intelligenz und ihres Charmes bewusst ist, macht sich keine Sorgen darüber, einen neuen Job zu finden.

Unsere Identität ist unser »wiederholtes Sein«. Das, was wir jeden Tag wiederholt tun, beweist uns täglich, wer wir sind. Bisher hast du dir selbst täglich deine Antworten aus Frage 8 bewiesen. Je häufiger du ein Verhalten wiederholst, umso stärker wird das damit verbundene Selbstbild. Um dich langfristig zu verändern, solltest du dir zunächst überlegen, wer du in Zukunft sein möchtest. Sobald du dir erlaubst, ein neues Selbstbild zu erschaffen, solltest du dir gleichzeitig überlegen, was du tun musst, um in diese neue Persönlichkeit hineinzuwachsen. Dabei ist es wichtig zu verstehen, dass es oft gar keiner extremen Änderungen bedarf, sondern dass es vielmehr die kleinen, kontinuierlichen Veränderungen sind, die den großen Unterschied machen.

ÜBUNG

9. Wer möchtest du in Zukunft sein?

Um ein neues Selbstbild zu kreieren, ist es zunächst einmal wichtig zu verstehen, wie du dich bisher definierst und einschätzt. »Wer bin ich?« Mit dieser Frage befasste sich auch schon Sokrates, einer der größten Philosophen der Antike.

Beschreibe detailliert, was für ein Mensch du, bezogen auf den ausgewählten Lebensbereich, in Zukunft sein möchtest. Werde kreativ und erschaffe nun die Version von dir, die du sein möchtest! Tauche hier tief in die Materie ein und schreibe alles auf, was dir dazu einfällt. Welche Version von dir würdest du erschaffen, wenn du dich 100 % selbst lieben würdest? Was wäre der höchstmögliche Gedanke, den du über dich in diesem Bereich denken könntest?

»Ich glaube daran, dass ...«

»Ich weiß über mich, dass ...«

»Ich weiß über das Leben, dass ...«

»Ich sage Nein zu ...«

»Ich sage Ja zu ...«

»Meine Vision ist ...«

»Werte, nach denen ich lebe, sind ... «

»Regeln, an die ich mich gern halten möchte, sind ...«

»Folgende selbstauferlegte Regeln, die mich einschränken und nicht weiterbringen, lasse ich hinter mir ...«

Arbeite so lange an deinem Text, bis du zu 100 % zufrieden mit dem Ergebnis bist.

10. Welche Gewohnheiten zeichnen die Person, die du gerade beschrieben hast, aus? Orientiere dich auch gern an deinen Antworten aus Frage 7.

11. Welche deiner bisherigen Gewohnheiten stehen im Widerspruch zu der Person, die du gern sein möchtest? Orientiere dich auch an deinen Antworten aus Frage 6.

ÜBUNG

12. Um die Person aus Frage 9 zu werden, solltest du zwei Dinge tun: Zum einen solltest du anfangen ihre Denk- und Verhaltensgewohnheiten Stück für Stück zu übernehmen und zum anderen solltest du deine bisherigen widersprüchlichen Gewohnheiten Stück für Stück loslassen.

Dabei ist die Schritt für Schritt-Vorgehensweise der Schlüssel zum Erfolg. Du musst nicht gleich von Anfang an alle konstruktiven Gewohnheiten übernehmen und alle destruktiven Gewohnheiten loslassen. Das würde lediglich zu Überforderung und langfristig zum Scheitern führen. Vielmehr solltest du dich Schritt für Schritt, Tag für Tag, Gewohnheit für Gewohnheit verändern.

Sehr wahrscheinlich hast du dir schon oft Dinge vorgenommen und diese nicht eingehalten. Dadurch hast du jahrelang dein Selbstvertrauen geschwächt und dieses gilt es erstmal allmählich wieder aufzubauen. Deshalb ist es wichtig, in kleinen, feinen, kontinuierlichen Schritten voranzuschreiten und auf dem Weg dein Selbstvertrauen und deine neue Identität zu stärken. Wenn du dich langfristig verändern möchtest, solltest du von den übermotivierten radikalen Veränderungen absehen und dich stattdessen auf die kleinen, aber kontinuierlichen Veränderungen konzentrieren. Es sind die unscheinbaren neuen Verhaltensweisen, bei denen du täglich versuchst, eine klitzekleine Verbesserung zu erzielen, die dich zu einem neuen Menschen machen. Mit jedem Mal, wenn du das Richtige tust, beweist du deinem Gehirn, dass du dich verändern kannst. So wächst mit der Zeit dein Vertrauen in dich selbst und in deine Fähigkeit, dich ändern zu können. Je stärker dein Selbstvertrauen irgendwann ist, desto mehr neue Gewohnheiten kannst du etablieren.

Mit welchen neuen Gewohnheiten aus Frage 10 möchtest du beginnen? Mache es dir hier so einfach wie möglich und starte mit den Gewohnheiten, die für dich am leichtesten umsetzbar sind.

Welche deiner alten Gewohnheiten, die im Widerspruch zu deinem neuen Ich stehen, möchtest du als erstes loslassen? Mache es dir auch hier einfach und fange mit der Gewohnheit an, die du am wenigsten vermissen wirst.

13. Diese auf deiner Identität basierenden neuen Gewohnheiten kannst du nun in deinem ganz persönlichen Lifestyle-Plan zusammenfassen.

Handlung	Ab wann?	Wie oft?	Warum?	Ziel erreicht?

ÜBUNG

14. Nun, da du weißt, wer du sein möchtest, und was du tun kannst, um diese Person zukünftig zu werden, solltest du dich ab sofort mit der Zielsetzung auseinandersetzen. Dabei ist es wichtig, dass du folgende Punkte berücksichtigst, damit dein Unterbewusstsein dein Ziel auch versteht:

Dein Ziel sollte positiv formuliert sein und keine Verneinungen enthalten. Anstatt zu sagen »Ich werde nie wieder übergewichtig sein« und damit den Fokus auf das Übergewicht zu richten, solltest du beispielsweise den Satz folgendermaßen formulieren: »Ich werde den Rest meines Lebens schlank sein.«
Die positive Formulierung allein reicht jedoch noch nicht aus, das Ziel sollte außerdem präzise und messbar sein. Die zuvor erarbeiteten Schritte aus deinem Lifestyle-Plan (Frage 13) vermitteln dir einen guten Anhaltspunkt darüber, welcher zeitliche Rahmen für das Erreichen deines Zieles realistisch ist. Denk immer daran, lieber in kleinen Schritten voranschreiten als Überforderung riskieren, die schlussendlich zum Scheitern führt.

Wie du den Erfolg deines Ziels misst, kommt immer ganz auf das Ziel an. Es ist wichtig, dass du dir vorher darüber bewusstwirst, woran du erkennst, dass du dein Ziel erreicht hast. Wenn du beispielsweise das Ziel verfolgst, dein Selbstbewusstsein zu steigern, solltest du dir darüber bewusstwerden, woran du erkennen würdest, dass du selbstbewusster geworden bist. Wenn du das Ziel verfolgst, dich wohl in deinem Körper zu fühlen, solltest du dir vorher darüber bewusstwerden, woran du erkennen würdest, dass du dich in deinem Körper wohlfühlst. Dein Ziel sollte außerdem immer unabhängig von äußeren Umständen erreichbar sein. Du musst dich mit Lösungen an die äußeren Umstände anpassen, nicht andersherum.

Entwerfe abschließend in ein paar kurzen prägnanten Sätzen einen motivierenden Zielsatz. Dieser Zielsatz sollte nicht nur dein Ziel enthalten, sondern auch, wer du in Zukunft sein möchtest, was du dafür tun wirst und woran du erkennst, dass du diese Person geworden bist.

____

____

____

____

____

Herzlichen Glückwunsch, du bist dir im letzten Schritt nicht nur darüber bewusstgeworden, wer du gerne sein möchtest, sondern hast dir zusätzlich ein Ziel gesetzt und einen Plan erstellt, um diese Person zu werden! Jetzt musst du nur noch bereit sein, die Schritte zu gehen und deine identitätsbasierten Gewohnheiten täglich zu trainieren. Auf diesem Weg solltest du jeden Tag Freude empfinden, denn jeder Tag, an dem du das Richtige tust, macht dich ein Stückchen mehr zu dem Menschen, der du sein willst.

Art Mentor vor, der dich dabei unterstützt, Veränderungen einzuleiten. Durch das Verdrängen, Vermeiden oder Betäuben von Gefühlen verhinderst du jegliche Zusammenarbeit mit diesem Mentor. Der erste Schritt ist deshalb, die Gefühle erstmal anzunehmen und zu fühlen, sie nicht zu bewerten und zu vertrauen, dass sie eine wichtige Botschaft für dich haben.

ÜBUNG

14. Meditation: Gefühle zulassen

Nutze die Meditation »Gefühle fühlen«, um dich mit deinen Gefühlen zu verbinden.

Suche dir nun einen ruhigen, gemütlichen Ort und lass dich von mir in der anleiten dein neues Ich zu visualisieren.Du findest sie als Gratis-MP3-Download auf meiner Website: https://shinecoaching.de/audiouebungen-deine-gefuehle-wiegen-mehr-als-du-denkst/

Nutze für den Download bitte das Passwort LSSAÜ2

Welches Gefühl hast du während der Meditation wahrgenommen?

Wo hast du es in deinem Körper wahrgenommen?

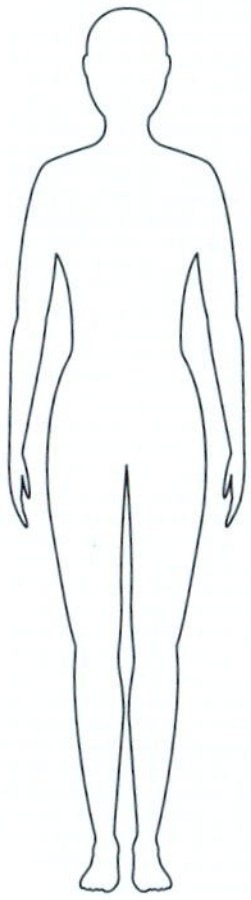

Wie bist du bisher mit diesem Gefühl umgegangen?

Hast du es vermieden? Wenn ja, wie? Was hast du bisher getan, um dieses Gefühl zu vermeiden?

Hast du es verdrängt? Wenn ja, wie? Was hast du bisher getan, um dieses Gefühl zu verdrängen?

Hast du es betäubt? Wenn ja, wie? Was hast du bisher getan, um dieses Gefühl zu betäuben?

Hast du dich bisher in diesem Gefühl gesuhlt? Wenn ja, wie? Woran erkennst du, dass du dich in dieses Gefühl mehr als nötig reingesteigert hast?

Merke dir gut, wie sich dieses Gefühl anfühlt und wo es sich in deinem Körper bemerkbar macht. Wenn du das nächste Mal Hunger verspürst, obwohl du eigentlich satt sein müsstest, höre in dich hinein und achte darauf, ob du mit dem Essen nicht gerade wieder dieses Gefühl verdrängen, vermeiden oder betäuben möchtest. Oder ob das Reinsteigern in dieses Gefühl nicht gerade der Auslöser für deinen Hunger ist.

15. Jetzt, wo du dir dieses Gefühl ins Bewusstsein gerufen hast, frage dich, was dieses Gefühl dir sagen möchte. Was ist das Handlungsbedarfssignal dieses Gefühls? Welche Veränderung in deinem Leben möchte das Gefühl in dir anregen? Sei ganz ehrlich zu dir! Gern kannst du dir auch noch einmal Inspiration aus Kapitel 3 holen.

____

____

____

Welchen Zeitraum möchtest du dir schenken, um diese Veränderung anzugehen?

____

____

____

Was ist der erste kleine Schritt, den du heute schon gehen kannst, um diesbezüglich ins Handeln zu kommen?

____

____

____

Herzlichen Glückwunsch! Du hast nun einmal durchgespielt, wie du in Zukunft konstruktiv mit deinen Gefühlen umgehen kannst. Die Mediation und Fragen zur Selbstreflektion solltest du regelmäßig wiederholen, um mit deinen Gefühlen in Verbindung zu bleiben. Jedes Gefühl, mag es im Moment noch so schmerzhaft erscheinen, ist in Wirklichkeit ein wichtiger Wegweiser. Wenn du anfängst, deine Gefühle für dich, anstatt gegen dich arbeiten zu lassen, steht einem gesunden, erfolgreichen und unbeschwerten Leben nichts mehr im Weg.

TEIL 3

Trainieren – Wer du sein möchtest

Willkommen zu Teil 3, deinem persönlichen mentalen Fitnessstudio. Das menschliche Bewusstsein lernt auf kognitiver Ebene, in dem es sich Wissen aneignet und Erkenntnisse erlangt. Während du dir im ersten Teil des Buches Wissen angeeignet hast und dieses im zweiten Teil auf deine persönliche Situation übertragen hast, konntest du wichtige Erkenntnisse über dich selbst gewinnen. Erkenntnisse schaffen eine Vision davon, wer du sein möchtest und was du tun musst, um diese Person zu werden. Dieses neue Bewusstsein ist wichtig, um neues Verhalten etablieren zu können. Zu diesem Zeitpunkt hat es jedoch noch keine Auswirkungen auf deine alten Programme.

Viele Menschen denken, dass sich ihr Problem in der Gegenwart verändert, sobald sie den Grund für dieses Problem ermittelt haben. Sie glauben, sobald sie ihr Verhalten beispielsweise auf ein Trauma in der Kindheit zurückführen können, wäre das Problem gelöst. Erkenntnisse schärfen unser Bewusstsein und sind aus diesem Grund auch unerlässlich für Veränderung, allein reichen sie jedoch leider nicht aus. Nur weil du verstehst, dass du ein emotionaler Esser bist und welche Gefühle du mit dem Essen kompensierst, verändert das noch lange nicht dein Verlangen nach Essen. Erst wenn du ins Handeln kommst und dein neues Wissen anwendest, wirst du langfristig etwas an deinem Verhalten verändern können.

Durch die Übungen im letzten Teil konntest du dir bewusstmachen, welche Gedanken dich bei der Umsetzung deiner Ziele sabotieren und welche Gedanken du in Zukunft denken solltest, um deine Ziele zu erreichen. Durch die Bewusstwerdung konntest du von Phase 1, der unbewussten Inkompetenz, zu Phase 2, der bewussten Inkompetenz, übergehen. Auf dem Papier hast du jetzt schwarz auf weiß stehen, wer du in Zukunft sein möchtest und was du tun wirst, um diese Person zu werden. Damit hast du alles, was du brauchst, um in Phase 3 überzugehen.

Vielleicht erinnerst du dich, dass wir diese Phase auch Umsetzungsphase genannt haben. In Phase 3 erkennst du bewusst deinen Fortschritt von der bewussten Inkompetenz zur bewussten Kompetenz. Das ist ein gutes Gefühl, das jedoch mit viel Fleiß und Anstrengung verbunden ist. In dieser Phase entscheidest du, ob es lediglich bei deinen Erkenntnissen bleibt oder ob du bereit bist, zu pauken und zu büffeln – bis du schließlich der Mensch bist, der du sein möchtest. Sobald du dich dazu entscheidest, Phase 3 zu durchlaufen, solltest du dir au-

Übungen zu Kapitel 3: Komfortzone verlassen

Wenn wir an Gewohnheiten denken, denken wir meist an Verhaltensweisen, die man von außen beobachten kann, wie zum Beispiel Sport treiben, Schreiben, Malen, Putzen, Fernsehen, Lesen usw. Aber auch bestimmte Gefühlszustände werden schnell zu Gewohnheiten. Das Denken der immer gleichen Gedanken führt zu immer gleichen Gefühlen und diese werden schon bald zu fest verankerten Gewohnheiten, die irgendwann auf Autopiloten ablaufen. Solltest du dich immer wieder in den gleichen unangenehmen Gefühlszuständen wiederfinden, heißt das, dass du die Botschaft deiner Gefühle unbewusst vermeidest, verdrängst oder betäubst. Alternativ könnte es auch bedeuten, dass du dich in dem unangenehmen Gefühl suhlst, weil dein Körper süchtig nach der chemischen Zusammensetzung dieses Gefühls ist.

Eine häufige Strategie, um unangenehme Gefühle zu vermeiden, ist das Essen. Statt sich mit den eigenen Gefühlen auseinanderzusetzen und ihre Botschaft zu hinterfragen, scheint es meist einfacher, sich mit dem Essen abzulenken. Damit verschwinden die eigenen Gefühle für einen Moment von der Bewusstseinsoberfläche und es scheint als gäbe es sie nicht. Der Schein trügt! Wie du bereits erfahren hast, kann Energie niemals vollständig aufgelöst werden, lediglich ihre Form verändert sich. Die Energie deiner Gefühle sucht sich nun einen anderen Weg, um wieder wahrgenommen zu werden, und so manifestiert sie sich zum Beispiel in Form von Übergewicht. Anstatt die Energie deiner Gefühle in Übergewicht zu transformieren, nutze sie lieber, um nachhaltige Verbesserungen in deinem Leben zu erzielen. Dafür solltest du dir im ersten Schritt jedoch erlauben, deine Gefühle einmal wirklich zu fühlen. Denn wie du weißt: ohne Bewusstsein keine Veränderung. Solange du dir nicht erlaubst, deine Gefühle zu fühlen, kannst du ihre Botschaft auch nicht verstehen.

In meinen Coachings nenne ich Gefühle, wie gesagt, immer Handlungsbedarfssignale. Also ein unangenehmes Gefühl ist ein Signal dafür, dass es einer Handlung bedarf. Stell dir deine Gefühle deshalb wie eine ßerdem bewusstmachen, dass Fehler und Rückschläge dazugehören. Wichtig ist hier, dass du einen konstruktiven Umgang mit diesen findest und dich nicht dafür verurteilst. Es ist das Normalste der Welt, dass wir eine neue Fähigkeit nicht vom ersten Tag an fehlerfrei beherrschen, und das müssen wir auch nicht. Wir müssen nicht immer alles richtig machen, um besser zu werden!

So unterstützt dich mentales Training bei der Gewohnheitsbildung

Bevor ein Verhalten in Phase 4 (unbewusste Kompetenz) und damit in Fleisch und Blut übergeht, muss es zunächst lange genug trainiert werden. Erst in Phase 4 ist das neue Verhalten zu einer automatisierten Gewohnheit geworden.

Eine Gewohnheit entsteht durch neurologische Verknüpfungen in deinem Gehirn. Damit dein Gehirn bei gleichen Tätigkeiten nicht jedes Mal von vorn anfangen muss, bildet es Bahnen, die immer wieder genutzt werden können. Das kannst du dir wie bei einem Fluss vorstellen, der sich einen Pfad durch Sandstein bahnt. Je mehr Wasser fließt, desto tiefer wird die Prägung. Bei der Entwicklung einer Gewohnheit verändert sich tatsächlich auch die Zellstruktur unseres Gehirns. Je öfter wir diese Gewohnheit ausführen, desto stärker werden diese Prägungen. Früher dachten Wissenschaftler, die Gehirnstruktur ließe sich nach der Kindheit kaum mehr verändern. Die neuesten Erkenntnisse aus der Neurowissenschaft belegen zum Glück das Gegenteil. Bis zum hohen Alter können neue neurologische Verbindungen und Schaltkreise entstehen und nicht genutzte Verbindungen aufgelöst werden. Das Ganze nennt man Neuroplastizität.

Das Wort Plastizität kommt aus dem Griechischen und bedeutet »formen« oder »modellieren«. Neuroplastizität ist die Fähigkeit unseres Gehirns, sich an neue Umstände durch Veränderung seiner Strukturen, Kreisläufe, chemischen Zusammensetzungen oder Funktionen anzupassen. Neuroplastizität ist die Fähigkeit des Gehirns, sich selbst zu regenerieren und erneut zu strukturieren. Dieses adaptive Potenzial ermöglicht uns das Erlernen und Verlernen von Gewohnheiten. Jedes Verhalten, das du oft genug ausführst, wird zwangsläufig zu einer Gewohnheit. Auf der anderen Seite wird jedes Verhalten, das du lange genug nicht ausführst, verschwinden.

Unser Gehirn ist immer daran interessiert, Gewohnheiten zu etablieren, weil sie ihm ermöglichen, sich weniger anzustrengen. Sobald etwas zu einer Gewohnheit geworden ist, delegiert dein Gehirn die Aufgabe von deinem Bewusstsein an dein Unterbewusstsein. Das ist der Zustand, den wir als Autopiloten wahrnehmen.

Der Lernprozess, den wir bisher kennengelernt haben, erfolgt also vom Denken über das Tun ins Sein. Sein ist der Zustand, den wir in Phase 4 erreichen, in dem das neue Verhalten in Fleisch und Blut übergegangen ist. Verlernen funktioniert wiederum über das Denken, über das Nichttun, ins nicht mehr Sein.

So einfach die Theorie. Wie schwer die Umsetzung sein kann, wissen wir jedoch leider auch alle. Darüber, warum Veränderung so schwerfällt, haben wir ausführlich in Kapitel 2 gesprochen. Erinnerst du dich, wie ich dir erzählt habe, dass Körper und Geist im Prozess der Veränderung für eine gewisse Zeit in Dysbalance geraten? Wenn wir uns verändern möchten, wird unser Verstand anfangs immer etwas anderes wollen als unser Körper. Dein Verstand möchte das neue Ich werden, dein Körper möchte jedoch lediglich seinen gewohnten Chemiecocktail. Das unwohle Gefühl, das unser Körper als Reaktion auf Veränderung zurück an unseren Verstand sendet, ist dann meistens der Auslöser dafür, dass wir lieber auf der Couch sitzenbleiben, statt ins Fitnessstudio zu gehen.

Die meist verbreitete Vorgehensweise, um trotz Widerständen neue Gewohnheiten zu etablieren, ist Disziplin und Willenskraft. Diese Vorgehensweise funktioniert auch zweifellos, denn jedes Mal, wenn du die neue Verhaltensweise ausführst, bekommt dein Körper einen neuen Chemiecocktail, an den er sich langfristig ebenfalls gewöhnen wird. Diese Vorgehensweise ist also nicht falsch! Sie ist jedoch sehr anstrengend. Zum Glück gibt es auch leichtere Methoden, um die Harmonie zwischen Körper und Geist schneller wiederherzustellen. Diese möchte ich dir in Teil 3 dieses Buches vorstellen.

Der Einfluss deiner Gedanken auf die Zellstruktur deines Gehirns

Lernen kann nicht nur vom Denken über das Tun ins Sein erfolgen, sondern auch vom Denken direkt ins Sein übergehen. Das geht deshalb, weil das Gehirn nicht zwischen Vorstellung und Realität unterscheiden kann. Für das Gehirn spielt es keine Rolle, ob du dir eine Situation nur vorstellst oder sie tatsächlich durchlebst. Nach neurowissenschaftlichen Erkenntnissen kann die Vorstellung einer Erfahrung in deinem Gehirn die gleichen Veränderungen erzeugen, wie das tatsächliche Erleben dieser Erfahrung. Die Schaltkreise in deinem Gehirn können durch mentales Training so umorganisiert werden, dass sie deine Ziele widerspiegeln. Dazu müssen wir unsere Gedanken so real gestalten, dass es für das Gehirn den Anschein macht, als wäre das Ereignis in der physischen Wirklichkeit bereits eingetreten.
Menschen haben die Gabe, die Zellstruktur ihres Gehirns bereits vor dem Eintreten einer Erfahrung in der Außenwelt zu verändern. Aus diesem Grund trainieren viele Sportler zum Beispiel zusätzlich mental. Ein Ski Alpinist fährt kurz vor dem Start zum Beispiel noch einmal die Rennstrecke gedanklich ab. Turmspringer wiederholen den perfekten Sprung in Gedanken so oft, bis der Ablauf in Fleisch und Blut übergeht.

BEISPIEL

Ein weiteres tolles Beispiel, dass den Einfluss unserer Gedanken auf unseren Körper verdeutlicht, ist die Studie von Pascual-Leone und Kollegen aus dem Jahr 1995. Hier sollte eine Gruppe von Menschen, die noch nie zuvor Klavier gespielt hatten, innerhalb von fünf Tagen eine einfache Melodie erlernen. Ein Drittel der Gruppe sollte täglich zwei Stunden praktisch Klavier üben, ein weiteres Drittel sollte mental trainieren, indem es sich die Tonfolge lediglich gedanklich vorstellt und das restliche Drittel sollte als Kontrollgruppe agieren und gar nicht trainieren. Bei allen Probanden wurde gemessen, wie sich die entsprechenden Hirnregionen über die fünf Tage veränderten. Was dabei herauskam, ist erstaunlich! Bei der Gruppe, die lediglich mental trainierte, zeig-

ten sich fast dieselben Veränderungen im Gehirn, wie bei denjenigen, die genau dieselben Fingerbewegungen physisch auf einer Klaviertastatur übten. Die Gruppe, die die Tonfolge nur mental übte, konnte dabei ihr Gehirn um fast dieselbe Anzahl an Verschaltungen erweitern wie die Gruppe, die tatsächlich praktisch übte. Bei der Kontrollgruppe, die überhaupt nicht übte, konnten wiederum keine Veränderungen im Gehirn festgestellt werden.

Diese Studie zeigt uns, dass allein unser Denken Veränderungen in unserem Gehirn bewirken kann, und diese Tatsache können wir uns bewusst zunutze machen. Jedoch ungeachtet dessen, ob wir ein neues Verhalten physisch oder mental erlernen, sind immer drei Elemente für den Erfolg entscheidend:

Wissen/Verstehen (Teil 1) → Erkennen (Teil 2) → Anwenden/ Wiederholen (Teil 3)

Die Gruppe, die physisch auf dem Klavier spielte, erzeugte neue Verschaltungen im Gehirn, weil sie dieser Formel folgte. Auch die Probanden, die mental trainierten, befolgten diesen Ablauf, bezogen lediglich den Körper nicht mit ein. Geübt und trainiert haben jedoch beide Gruppen. Die neuen synaptischen Verbindungen in unserem Gehirn entstehen immer durch die Wiederholung, egal, ob wir etwas physisch oder mental erlernen.

Aus diesem Grund ist auch dieses Buch so aufgebaut, dass du zunächst Wissen erwirbst, dieses auf dich selbst überträgst, und dann so lange trainierst, bis dein neues Verhalten zu einer Gewohnheit geworden ist. Die Tatsache, dass wir die Zellstruktur unseres Gehirns allein durch unsere Gedanken verändern können, ist eine sehr wichtige Information, die dich hoffentlich bald zu der Erkenntnis führen wird, dass du diese Tatsache nutzen kannst, um dein altes Ich aufzugeben und dein neues Ich schneller und leichter zu erschaffen. Indem du dir dein neues Ich immer und immer wieder genau im Detail vorstellst, sorgst du für neue Verschaltungen in deinem Gehirn. In diesem Moment verändert dein Denken dein Gehirn und installiert damit sozusagen die erforderlichen physischen Nervenbahnen, um sich auf das Verhalten deines neuen Ichs physiologisch vorzubereiten. Durch die mentale Wiederholung unterstützt du dein Gehirn also dabei, schneller Gewohnheitsbahnen zu bilden. Das Nervennetzwerk, das dadurch entsteht, kannst du dir wie eine neue Software eines Computers vorstellen. Je öfter und intensiver du dir dein neues Verhalten in der Zukunft vorstellst, desto einfacher wird es dir fallen, auf diese neue Art zu leben und zu sein.

Der Einfluss deiner Gedanken auf deine Biochemie

Deine Gedanken verändern jedoch nicht nur auf physischer Ebene die Zellstruktur deines Gehirns, sie führen auch zu einer neuen chemischen Zusammensetzung der von deinem Körper ausgeschütteten Botenstoffe. Bei jedem Gedanken, den wir denken, läuft im Gehirn eine biochemische Reaktion ab, die zu einer chemischen Verbindung führt. Um einen Gedanken zu übermitteln, sendet das Gehirn bestimmte chemische Signale an den Körper. Passend zum jeweiligen Gedanken löst der Körper eine Reaktion aus und schickt dem Gehirn eine Botschaft zurück.

BEISPIEL

Das kannst du dir vereinfacht so vorstellen, als wäre dein Gehirn der Barkeeper deines Körpers. Dieser Barkeeper nutzt deine Gedanken als Zutaten für Chemiecocktails, die er an deinen Körper ausschenkt. Dein Körper ist Stammgast in dieser Bar und trinkt seit Jahren den gleichen Cocktail. Solange er diesen bekommt, ist er zufrieden und belohnt den Barkeeper, indem er ihm ein zufriedenes Gefühl zurücksendet. Sobald du jedoch neue Gedanken denkst, stehen dem Barkeeper plötzlich neue Zutaten zur Verfügung. Der Barkeeper freut sich über die Abwechslung und mixt motiviert und euphorisch einen neuen Cocktail. Erwartungsvoll übergibt er den Cocktail an den Körper. Dieser ist jedoch überhaupt nicht erfreut. Er hat keinen neuen Cocktail bestellt und ist dementsprechend auch nicht bereit, sich auf Experimente einzulassen. Schlecht gelaunt und fordernd verlangt er nun vom Barkeeper seinen gewohnten Lieblingscocktail zurück. Lässt der Barkeeper sich verunsichern, sucht er schnell nach den alten Zutaten (Gedanken) und mixt dem Körper seinen gewohnten Chemiecocktail.

So kannst du dir den Prozess einer Veränderung innerlich vorstellen. Äußerlich könnte die Situation dann wie folgt sein: Du bist es gewohnt, dich nach der Arbeit auf Schokolade vor dem Fernseher zu freuen. Eines Tages fühlst du dich motiviert, diese Gewohnheit zu ändern und stattdessen nach der Arbeit erstmal noch eine Runde spazieren zu gehen. Dieser neue Gedanke wird deinem Körper im ersten Moment überhaupt nicht gefallen. Die Botschaft, die dein Körper aufgrund dieses neuen Gedankens an dein Gehirn zurücksendet, äußert sich in Form eines unwohlen Gefühls. Dieses unwohle Gefühl ist dann wiederum der Auslöser dafür, dass du dich plötzlich gar nicht mehr motiviert fühlst und statt spazieren zu gehen, doch wieder die Schokolade verputzt. Dein Körper ist regelrecht süchtig nach der chemischen Zusammensetzung deines gewohnten Verhaltens. Wenn du dich verändern möchtest, ist es deshalb essenziell, Körper und Geist zur Zusammenarbeit zu bewegen und diese chemische Kontinuität zu unterbrechen. Der Barkeeper muss den Körper auf einen neuen Geschmack bringen. Und bei diesem Prozess kann mentales Training behilflich sein.

Während des mentalen Trainings versetzt du dich gedanklich und emotional in einen neuen Seinszustand. Den Seinszustand deines neuen Ichs. Da dein Körper nicht zwischen Gedanken und Realität unterscheiden kann, bist du während des mentalen Trainings bereits dein neues Ich. Dieser Seinszustand löst in deinem Körper ebenfalls eine biochemische Reaktion aus, die zu einer neuen chemischen Verbindung wird. Und so wie du deinen Körper durch die ständige Wiederholung deines alten Verhaltens auf einen bestimmten Chemiecocktail konditioniert hast, kannst du ihn nun durch fleißiges mentales Training auf eine neue chemische Zusammensetzung konditionieren.

Wenn wir während des mentalen Trainings auf eine bestimmte Art und Weise denken und fühlen, führt das also nicht nur zu einer biologischen Veränderung der Zellstruktur deines Gehirns (wie bei den Klavierspielern), sondern auch zu neurologischen und chemischen Veränderungen, die sich in deinem Körper bemerkbar machen und ihn auf eine neue Art und Weise reagieren lassen. Durch diese neue Reaktion sendet der Körper nun auch andere Botschaften zurück an das Gehirn. Statt beispielsweise wie sonst die Schokolade zu verlangen, wird er schon bald das Verhalten einfordern, dass du dir für dein neues Ich ausgedacht hast.

BEISPIEL

Gerne möchte ich das mit dem Beispiel des Barkeepers noch einmal veranschaulichen: Durch das mentale Training hat der Barkeeper viel öfter die Chance, mit neuen Zutaten (Gedanken) zu experimentieren und setzt dem Körper regelmäßig neue Kreationen vor die Nase. Je öfter der Körper den neuen Cocktail probiert, desto schneller gewöhnt er sich daran. Sobald er sich daran gewöhnt hat, wird er auch diesen Cocktail gern mit einem wohligen Gefühl bezahlen. Das hat den Vorteil, dass dein Gehirn im »wahren« Leben beim tatsächlichen Ausführen deiner neuen Gewohnheit deinem Gehirn nicht länger ein unwohles Gefühl zurücksendet. Das wiederum bewirkt, dass du motiviert bleibst und dich nicht durch dieses unwohle Gefühl von dem Etablieren deiner neuen Gewohnheiten abhalten lässt. Dabei ist es wichtig, dass du diesen mentalen und emotionalen Seinszustand täglich trainierst.

Beim mentalen Training ist es besonders wichtig, dass deine Gedanken und Gefühle kohärent sind. Das mentale Training erfordert, dass du dich von deinem Kopf hinunter zu deinem Herzen bewegst. Stell dir mit der Kraft deines Herzens genau vor, wie es sich anfühlen würde, all die von dir bewundernswerten Charakterzüge deines idealen Ichs zu leben und zu verkörpern.

Oft fragen mich meine Klienten: »Wie soll ich das machen? Ich war ja noch nie so. Woher soll ich wissen, wie ich mich dann fühle?«

Ich sage dann immer: »So, wie du dich fühlen möchtest.« Deiner Fantasie sind keine Grenzen gesetzt. Du kannst dir alles vorstellen. Du warst wahrscheinlich auch noch nie in der gleichen Situation wie der Hauptdarsteller eines Actionfilms und trotzdem fühlst du im Kino mit ihm mit. Wenn es spannend wird, hältst du mit ihm gemeinsam den Atem an oder erschrickst, wenn der Gegner unerwartet aus dem Nichts auftaucht. Genauso wie du bei einem Liebesfilm den Schmerz einer Trennung nachempfinden kannst oder bei einer Komödie lachen musst, obwohl dir vielleicht zuvor gar nicht zum Lachen zu Mute war. Während des mentalen Trainings solltest du dich einfach so fühlen, wie du dich gern fühlen möchtest. Alles, was sich gut anfühlt, ist richtig. Je stärker du dich mit diesem Gefühl verbindest, desto stärker veränderst du dich auf neurologischer, biologischer und chemischer Ebene und desto mehr wird dieses

Gefühl zu deiner Realität. Und irgendwann kommt der Punkt, an dem du nicht mehr nur übst, glücklich, selbstbewusst oder dankbar zu sein, sondern es einfach bist.
Wenn du es schaffst, während des mentalen Trainings eins mit diesen Gefühlen zu werden, verschwinden diese nicht einfach, sobald das Training vorbei ist. Dieser aus deinen Gedanken erzeugte Gefühlszustand endet nicht mit dem Ende der Übung, sondern bleibt über das Training hinaus bestehen. Und wie du mittlerweile weißt, verhalten wir uns immer entsprechend unserer Gefühle. Wenn du dich nach dem mentalen Training also glücklich, selbstbewusst oder dankbar fühlst, wirst du dich automatisch anders verhalten, als wenn du nicht mental trainiert hättest und dich nicht glücklich, selbstbewusst oder dankbar fühlen würdest. Du hast während des Trainings einen neuen Seinszustand erschaffen und diesen verinnerlicht. Dadurch hast du andere Botenstoffe ausgeschüttet, die zu einem positiven Gefühl geführt haben. Dieses positive Gefühl wird dazu führen, dass du nach dem mentalen Training andere Entscheidungen triffst als du normalerweise getroffen hättest. Diese Entscheidungen ermöglichen es dir, neue Erfahrungen zu machen, die du zuvor nicht gemacht hättest. Diese neuen Erfahrungen wiederum werden dir helfen, dein neues Selbstbild zu festigen.
Es ist also keinesfalls so, dass du »nur« mental trainierst und dann aus Zauberhand ein neues Ich entsteht. Das neue Ich ist die logische Konsequenz deines während des mentalen Trainings erzeugten Gefühlszustandes. Ein neuer Gefühlszustand führt zu neuen Entscheidungen, diese führen zu neuen Ergebnissen und neue Ergebnisse führen zu einer neuen Identität.

Visualisierung

> *»Was vorstellbar ist, ist auch machbar.«*
>
> ALBERT EINSTEIN

Das Visualisieren ist eine Meditationstechnik, bei der du deine Gedanken aktiv nutzt, um dir zukünftige Ereignisse in ihrem optimalen Verlauf vorzustellen. Wir haben ja bereits besprochen, dass das Gehirn nicht zwischen Realität und Imagination unterscheiden kann. Erinnere

dich zum Beispiel noch einmal an die Klavierspieler, die eine Tonfolge ausschließlich mit Mentaltraining erlernten. Visualisierung ist nichts anderes als aktives Mentaltraining mit Hilfe deiner Vorstellungskraft. Über deine Vorstellungskraft erschaffst du dir die Realität, die du später gern erleben möchtest. Ziel der Visualisierung ist es, die erstrebenswerten neuen Gewohnheiten vorab in deinem Gehirn zu verschalten. Da die neuronalen Bahnen auf diese Weise schon gebildet worden sind, kannst du das, was du dir während der Visualisierung vorstellst, später einfacher umsetzen.
Unbewusst visualisieren wir alle 90 % des Tages. Meistens visualisieren wir jedoch die falschen Dinge. In Kapitel 3 haben wir zum Beispiel darüber gesprochen, wie Angst entsteht. Abgesehen von akuten Gefahrensituationen, entsteht Angst einzig und allein aus unseren Gedanken, und zwar aus den Gedanken, die den »worst case« visualisieren.

BEISPIEL

Erinnerst du dich an das Beispiel, in dem Peter und Sabine gemeinsam in den Urlaub fliegen? Während Peter vom romantischen Sonnenuntergang am Strand träumt, sitzt Sabine nebendran und visualisiert den Absturz des Flugzeuges. Beide befinden sich in der gleichen Situation, dennoch geht es ihnen emotional sehr unterschiedlich. Während Peter fröhlich und unbeschwert Vorfreude empfindet, leidet Sabine neben ihm stark unter ihren Ängsten. Dafür verantwortlich sind allein die individuellen Gedanken der beiden.

Auch im Alltag visualisieren wir oft Dinge, die Angst, Wut, Stress, Selbstzweifel, Trauer oder Eifersucht in uns auslösen. Leider befinden wir uns mit unseren Gedanken zum größten Teil ständig in der Vergangenheit oder in der Zukunft, nur selten im Hier und Jetzt. Hinzu kommt, dass wir Menschen dazu neigen, unseren Fokus auf das Negative zu richten. Und so verbringen wir einen sehr großen Teil unserer Lebenszeit damit, entweder vergangene schmerzhafte Erlebnisse in Gedanken immer und immer wieder zu durchleben oder wir visualisieren Worst Case-Szenarien in der Zukunft. Das Resultat dieses Verhaltens sind negative Gefühle im Hier und Jetzt. Diese negativen Gefühle beeinflussen wiederum unsere gegenwärtigen Entscheidungen und blockieren uns in der Entfaltung unseres Potenzials. Aufgrund dessen sollten wir unbedingt lernen, unsere

Fähigkeit zu visualisieren auf eine Art und Weise einzusetzen, die uns bei der Erreichung unserer Ziele unterstützt, statt uns zu blockieren. Wenn wir sowieso den größten Teil des Tages mit Träumen verbringen, warum dann nicht von Dingen, die positive Gefühle hinterlassen und uns im Hier und Jetzt unterstützen, bessere Entscheidungen zu treffen?

Sieh dir nur mal die größten Visionäre unserer Zeit an, wie Elon Mask, Steve Jobs, Bill Gates, Larry Page usw. Sie alle hatten ein klares Bild vor Augen, von dem, was möglich ist. Und obwohl alle in ihrem Umfeld an der Umsetzung ihrer Visionen zweifelten, erschufen diese Visionäre eine neue Realität. Auch du kannst deine Gabe zu visualisieren dafür nutzen, dir eine neue Realität zu erschaffen.

Neben der schöpferischen Kraft bringt die Visualisierung zusätzlich auch noch andere Vorteile mit sich. Da Visualisierung eine Art der Meditation ist, verschaffst du dir durch sie Zugang zu deinem Unterbewusstsein. An dieser Stelle möchte ich noch einmal kurz auf den Unterschied zwischen Bewusstsein und Unterbewusstsein eingehen. Dein Bewusstsein ist dein logischer Verstand, deine Ratio, deine Willenskraft und all das, was du bewusst begreifen kannst. Dein Unterbewusstsein hingegen kannst du dir wie einen großen Speicher vorstellen, in dem all deine Erfahrungen, Fähigkeiten, Emotionen, Gewohnheiten und Glaubenssätze gespeichert sind. Leider hast du bewusst keinen Zugriff mehr auf all diese gespeicherten Informationen. Während dein Unterbewusstsein uneingeschränkten Zugang und Einfluss auf dein Bewusstsein genießt, ist der Zugang vom Bewusstsein zum Unterbewusstsein in der Regel verschlossen. Dein Bewusstsein hält sich zwar für den Mittelpunkt der Welt und definitiv für den Vorgesetzten des Unterbewusstseins, bemerkt jedoch nicht, dass 95% aller Entscheidungen heimlich vom Unterbewusstsein bereits getroffen worden sind. Alle Informationen, die einmal im Unterbewusstsein abgespeichert wurden, verselbstständigen sich. Sie bedürfen nicht mehr unserer aktiven Aufmerksamkeit und laufen von nun an auf Autopiloten ab. Aus diesem Grund ist uns meistens nicht bewusst, wie groß der Einfluss unseres Unterbewusstseins auf unser Leben ist.

Wie alles im Leben hat auch diese Autopilotfunktion Vor- und Nachteile. Der Vorteil ist, dass wir mit neuen Gewohnheiten irgendwann Phase 4 erreichen und uns bei der Ausführung nicht mehr anstrengen müssen. Einmal im Unterbewusstsein verankert, führen sich die neuen Gewohnheiten quasi von allein aus. Bei guten Gewohnheiten kommt uns das natürlich sehr gelegen, bei schlechten kann das allerdings fatale Auswirkungen haben. Dadurch, dass das Unterbewusstsein über Jahre einfach alles speichert, ist der größte Teil der Informationen, die dort abgelegt wurden, nicht mehr auf dem neuesten Stand. Nicht nur Erfahrungen aus der Kindheit und Jugend, sondern auch unsere Interpretationen dieser Erfahrungen sind tief in unserem Unterbewusstsein verankert. Auch die blind übernommenen Überzeugungen unserer Eltern, Lehrer und Gesellschaft liegen in den Tiefen unseres Unterbewusstseins verborgen. Haben diese Informationen erstmal unser Unterbewusstsein erreicht, werden sie von uns in der Regel nie wieder auf ihre Richtigkeit oder Aktualität überprüft. Aus diesem Grund ist ein großer Teil unseres gegenwärtigen Verhaltens von veralteten oder sogar falschen Informationen beeinflusst.

BEISPIEL

Denke nur an meine liebe Klientin Tina, die den Satz ihres Vaters »Tina, du musst aufpassen, wenn du jetzt noch weiter zunimmst, siehst du bald aus wie Tante Rosi« so interpretierte, als sei sie selbst weniger wert als ihre Schwester. Die Fehlinterpretation dieses Satzes beeinflusste sie jahrzehntelang in jedem Lebensbereich.

So wie Tina geht es uns allen immer wieder im Leben. Natürlich hat unsere Kinderseele viele Dinge anders bewertet als unsere Erwachsenenseele das heute eigentlich tun würde. Wir alle sind geprägt von vergangen Erfahrungen und falschen Schlussfolgerungen dieser Erfahrungen.

BEISPIEL

Luisas Mutter Isabel hat gleich einen Termin für ein Vorstellungsgespräch, das über die Existenz ihrer Familie entscheidet. Isabel fährt ihre Tochter, wie jeden Morgen in den Kindergarten. Luisa spürt die Anspannung ihrer Mutter, welche ein unwohles Gefühl in ihr auslöst. Dieses unwohle Gefühl führt dazu, dass sie heute lieber nicht in den Kindergarten möchte. Diese Tatsache fängt sie bereits auf dem Weg in den Kindergarten an, kundzutun: »Will nicht in den Kindergarten, will bei Mama bleiben.«
Die Situation setzt die ohnehin schon gestresste Isabel noch mehr unter Druck. Im Kindergarten angekommen, eskaliert die Situation. Während Luisa die Wade ihrer Mutter umklammert

und schreit »Will zu dir!«, schreit Isabel ihre Tochter an: »Hör jetzt auf, so ein Theater zu machen, sonst komm ich dich gar nicht mehr abholen!« Dieses Erlebnis interpretiert Luisa so, dass sie von nun an glaubt, dass immer, wenn sie einem geliebten Menschen zu viel Nähe zeigt, Gefahr läuft, diesen Menschen für immer zu verlieren.

Im Alter von 2 bis 7 Jahren verfügen Kinder noch nicht über eine kontrollierende geistige Bewertungsinstanz. Das heißt, alle Informationen gelangen auf direktem Wege ins Unterbewusstsein. Auf diesen Fakt komme ich gleich noch mal genauer zu sprechen.
Aus heutiger Sicht könnte Luisa sicherlich sehen, dass ihre Mutter einfach unter Anspannung stand und diesen Satz nicht so gemeint hat. Damals gelangte dieser Satz jedoch auf direktem Weg in ihr Unterbewusstsein und wurde seither auch nie wieder überprüft. Aus diesem Grund ist es so wichtig, dass wir den Speicher unseres Unterbewusstseins immer mal wieder ausmisten. Wenn wir uns also dauerhaft verändern möchten, müssen wir uns Zugang zum Unterbewusstsein verschaffen. Denn nur dort können neue Gewohnheiten etabliert und alte Gewohnheiten deinstalliert werden.

Kommunikation mit unserem Unterbewusstsein

Durch Meditation, Hypnose oder andere Entspannungsverfahren können wir mit unserem Unterbewusstsein leichter in Kontakt treten. Als eine Form der Meditation hilft dir auch das Visualisieren, Veränderungen in deinem Unterbewusstsein zu etablieren. Während einer Meditation gelangst du in eine Art Trancezustand. Die Auswirkungen dieses Zustandes auf dein Gehirn lassen sich über Gehirnwellenmessungen veranschaulichen. Unser Gehirn hat fünf unterschiedliche Frequenzbereiche, die an unterschiedliche mentale, emotionale und körperliche Befindlichkeiten geknüpft sind. Man unterscheidet zwischen Gamma-, Beta-, Alpha-, Theta- und Delta-Gehirnwellen. Diese Schwingungen sind unsere messbaren Gehirnwellen. Je stärker das Gehirn arbeitet, desto stärker sind die Gehirnwellen. Die meiste Zeit des Tages befinden wir uns im Bewusstseinszustand der Beta-Wellen. Hier sind rund 60.000 Gedanken in unserem Kopf am Werkeln. Von diesen 60.000 Gedanken beziehen sich, wie bereits erwähnt, jedoch nur 5 % auf das Hier und Jetzt. Der Rest ist eine Wiederholung der Vergangenheit oder die Projektion von zukünftigen Ereignissen.

Der Beta-Bereich ist der normale Wachzustand mit durchschnittlicher erhöhter Aufmerksamkeit und Intelligenzleistung. Erhöht sich unser Stressniveau, gelangen wir in einen höheren Beta- und irgendwann in den Gama-Bereich. In diesen hochfrequentierten Bereichen ist eine Zusammenarbeit mit unserem Unterbewusstsein unmöglich. Um mit deinem Unterbewusstsein in Kontakt zu treten, müssen wir den Beta-Bereich verlassen und uns mindestens in den Alpha-Zustand versetzen.

Alpha-Gehirnwellen treten in Entspannungsphasen auf, beispielsweise wenn du tagträumst, die Augen für einen Moment schließt, spazieren gehst oder leicht meditierest. In diesem Zustand wendet sich deine Aufmerksamkeit nach innen und bietet dir die optimale Möglichkeit, um mit deinem Unterbewusstsein in Kontakt zu treten. Der Alpha-Zustand ist sozusagen das Tor zu deinem Unterbewusstsein. Auch deine Fähigkeit zu visualisieren, deine Konzentration, Gedächtnis- und Lernleistung werden in diesem Bereich gefördert. Je tiefer du dich in diesen Zustand begibst, desto empfänglicher wird dein Unterbewusstsein für Veränderung.

Entspannst du dich noch etwas mehr, zum Beispiel bei einer sehr tiefen Meditation, leichtem Schlaf oder Hypnose, befindet sich dein Gehirn im Theta-Zustand. Hierbei handelt es sich um den Dämmerzustand, den du wahrscheinlich gut von Augenblicken kurz vor dem Einschlafen oder direkt nach dem Aufwachen kennst. Oft wird dieser Zustand von unpräzisen, traumartigen mentalen Bildern begleitet, die mit lebhaften Erinnerungen im Zusammenhang stehen können. Theta ist sozusagen das Unterbewusstsein und ermöglicht uns Zugang zu Träumen, freien Assoziationen, verborgenem Wissen und kreativen Ideen. In diesem Zustand bist du neugierig, experimentierfreudig und bewertest deine Gedanken nicht. Sehr spannend ist auch, dass Kinder vom zweiten bis siebten Lebensjahr sich die meiste Zeit ausschließlich in diesem Zustand befinden. In diesem Alter gibt es noch keine Grenze zwischen Bewusstsein und Unterbewusstsein. Deshalb sind Kinder auch so wunderbar kreativ und nutzen ständig ihre Vorstellungskraft, um in andere Welten abzutauchen.

Vielleicht erinnerst du dich, wie du als Kind gespielt hast und zur Prinzessin oder zum kriegerischen Kämpfer wurdest. Damals hast du dir keine Gedanken darüber gemacht, ob du dich damit gerade lächerlich machst oder was andere darüber denken könnten. Du warst einfach im Moment und hast deine Vorstellungskraft und Fantasie genutzt, um eine Realität zu erschaffen, in der du dich gerade gern befinden wolltest. Weil es in diesem Zustand keine Grenze zwischen Bewusstsein und Unterbewusstsein gibt, gibt es auch keinen kritischen Geist, der dein Tun oder deine Gedanken oder Gefühle bewertet. In diesem Zustand bist du einfach nur.

Der Nachteil daran ist, dass der kritische Geist auch nicht das Tun oder die Worte anderer bewertet. Das heißt, alles, was Erwachsene zu dieser Zeit sagen, gelangt ungefiltert in das Unterbewusstsein des Kindes. Das ist auch ein Grund, warum traumatische Erfahrungen oft in der Kindheit liegen. Aussagen wie »Stell dich nicht so dumm an« oder »Wenn du das machst, hab ich dich nicht mehr lieb« sickern sofort ins Unterbewusstsein und prägen unsere Gefühle und unser Verhalten bis zum heutigen Tag.

Falls du Kinder in diesem Alter hast, weißt du jetzt, dass diese sich überwiegend in einem Trancezustand befinden und dass alles, was du sagst und tust, auf direktem Weg in ihr Unterbewusstsein vordringt. Aus diesem Grund ist es zu dieser Zeit besonders wichtig, das Unterbewusstsein des Kindes mit positiven Glaubenssätzen in Bezug auf ihre Fähigkeiten, ihren Wert und ihre Zukunft zu füttern.

In tiefer Meditation gelangst auch du als erwachsener Mensch wieder in diesen Theta-Zustand und kannst dir direkten Zugang zu deinem Unterbewusstsein verschaffen. Hier können die Grenzen, die dir dein Verstand normalerweise auferlegt, schneller überwunden werden. In diesem Zustand fehlt die Bewertungsinstanz, die deine Träume verurteilt und diese durch Selbstzweifel vernichtet. Indem du positive Überzeugungen über dich selbst und deine gewünschte Zukunft installierst, ohne dabei von sabotierenden Glaubenssätzen abgelenkt zu werden, kannst du dir diesen Zugang zu deinem Unterbewusstsein bewusst zunutze machen. Genauso wie dich die sabotierenden Glaubenssätze aus deiner Kindheit bisher unbewusst negativ beeinflusst haben, werden sich diese neu installierten Glaubenssätze von nun an unbewusst positiv auf deine Entscheidungen, Verhaltensweisen und Gewohnheiten auswirken.

Dein Unterbewusstsein kennt nur das, was dort einprogrammiert wurde. Lange Zeit war dir wahrscheinlich gar nicht bewusst (unbewusste Inkompetenz), dass du dein Unterbewusstsein aktiv mitgestalten kannst. In diesem Teil des Buches lernst du verschiedene Methoden kennen, wie du dein Unterbewusstsein mit den in Teil 2 erarbeiteten neuen Denk- und Gefühlsmustern umprogrammieren kannst.

Die erste Übung, die du von mir erhältst, ist eine Audio-Visualisierungsübung, in der ich dich Schritt für Schritt dazu anleite, dein neues Ich zu visualisieren. Diese Übung solltest du in den ersten Wochen mindestens dreimal die Woche wiederholen. Um dich noch mehr zu motivieren, diese Übung wirklich regelmäßig zu machen, verrate ich dir neben den bereits erwähnten positiven Effekten, noch einen weiteren Vorteil von Visualisierung.

Du hast ja bereits erfahren, dass du während der Meditation einen anderen Bewusstseinszustand einnimmst. Du gelangst vom Beta-Bereich mindestens in den Alpha- und vielleicht sogar in den Theta-Zustand. In diesen Entspannungszuständen schüttet dein Körper weniger von dem Stresshormon Cortisol aus. Dadurch sinkt das allgemeine Stressniveau. Die Reduktion von Stress wirkt sich wiederum sowohl psychisch als auch physisch positiv auf deine Gesundheit aus. Auf der psychischen Ebene fühlst du dich, wie bereits besprochen, emotional gestärkter und bist allgemein positiver gestimmt. Du bist außerdem achtsamer dir selbst gegenüber, was sich auch fördernd auf deine Geduld auswirkt. Und wie du weißt, können wir Geduld gerade auf der Abnehmreise besonders gut gebrauchen. Weniger Stress bedeutet außerdem, dass du dich besser konzentrieren kannst und deine Gedächtnisleistung zunimmt.

Auf der körperlichen Ebene wirkt sich die Stressreduktion positiv auf deinen Schlaf aus. Durch regelmäßige Meditation lernst du, deine Gefühle besser zu steuern und gerätst seltener in emotionale Stresszustände, das wiederum wirkt sich nicht nur positiv auf den Prozess des Einschlafens, sondern auch auf die Qualität deines Schlafes aus.

Außerdem ist es erwiesen, dass Meditation sich positiv auf unser Schmerzempfinden auswirkt. Die Schmerzareale des Gehirns, wie der primäre somatosensorische Cortex, werden während der Meditation stark heruntergefahren, wodurch sich die Schmerzintensität verringert.

Studien belegen außerdem, dass regelmäßiges Meditieren den Blutdruck senkt. Dies hängt vermutlich damit zusammen, dass sich durch den Entspannungs-Effekt die verengten Blutgefäße wieder weiten und weniger Cortisol ausgeschüttet wird.

Auch unser Immunsystem profitiert von regelmäßiger Meditation. Die optimistischere Lebenseinstellung, die durch das Meditieren erreicht wird, aktiviert die linke Gehirnhälfte, welche mit einem gestärkten Immunsystem zusammenhängt. Vielleicht hast du schon mal gehört, dass Meditation und Hypnose aus diesem Grund auch bei Krebspatienten als begleitende Maßnahme eingesetzt werden.

Zusätzlich senkt Meditation den Cholesterinwert, denn nicht nur ungesunde Fette in der Ernährung sind verantwortlich für einen zu hohen Cholesterinwert, sondern auch Stress. Daher sollte Entspannung und Meditation, neben der Ernährungsumstellung oder Medikamenten, ebenfalls bedacht werden.

Viele weitere psychosomatische Erkrankungen wie Migräne, Tinnitus, Reizdarm, Schwindelgefühle oder Panikattacken werden durch Stress

ausgelöst oder aufrechterhalten. Stressvermeidung in Form von Meditation kann also auch bei diesen Leiden Besserung erzielen.
Ich hoffe, ich konnte dich nun von den zahlreichen Vorteilen überzeugen und dich dazu motivieren, die Audio-Visualisierungsübung regelmäßig durchzuführen. Ich empfehle dir, wie gesagt, die Übung in den ersten Monaten mindestens dreimal die Woche zu wiederholen. Gern kannst du sie gleich nach dem Aufwachen noch im Bett, kurz vor dem Einschlafen oder auch während des Tages, wenn du dich ein paar Minuten entspannen möchtest, anhören. Alles, was du dafür brauchst, sind ein paar Minuten ungestörte Zeit und ein Gerät, auf dem du die MP3 abspielen kannst.

ÜBUNG

Audio-Visualisierungsübung

Suche dir nun einen ruhigen, gemütlichen Ort und lass dich von mir in der anleiten dein neues Ich zu visualisieren.Du findest sie als Gratis-MP3-Download auf meiner Website: https://shinecoaching.de/audiouebungen-deine-gefuehle-wiegen-mehr-als-du-denkst/
Nutze für den Download bitte das Passwort LSSAÜ2.

Hier noch einmal die Vorteile des regelmäßigen Trainings durch Visualisierung im Überblick:
Indem du dir dein neues Ich immer und immer wieder genau im Detail vorstellst, sorgst du für neue neuronale Verschaltungen. Mit diesen Verschaltungen unterstützt du dein Gehirn dabei, Bahnen für deine neuen Gewohnheiten zu bilden.
Zusätzlich führt die Visualisierung zu einer neuen chemischen Zusammensetzung der ausgeschütteten Botenstoffe, was wiederum zu neuen positiveren Gefühlen führt, welche sich wiederum positiv auf deine Entscheidungen und dein Verhalten auswirken.
Während der Übung gelangst du außerdem vom Beta- in den Alpha- oder sogar Theta-Bereich. In diesem Zustand verschaffst du dir Zugang zu deinem Unterbewusstsein und hast die Chance, dort neue zielführende Denk- und Gefühlsmuster zu programmieren.
Außerdem reduziert sich durch das regelmäßige Praktizieren dein allgemeines Stressniveau, was sich sowohl körperlich als auch mental positiv auf deine Gesundheit auswirkt.

Rückfall-Übung

In dein neues Ich hineinzuwachsen, ist, wie bereits erwähnt, ein Prozess. In diesem Prozess ist es ganz normal, dass du dich nicht immer so verhalten wirst, wie du es dir vorgenommen hast. Anstatt dich in Zukunft für dein unerwünschtes Verhalten zu verurteilen und durch die negativen Gefühle einen Teufelskreis loszutreten, der alles nur verschlimmert, solltest du einen konstruktiven Umgang mit diesen Rückschlägen lernen. Es ist noch kein Meister vom Himmel gefallen und aus jedem »Fehler« kannst du etwas Wichtiges über dich lernen. Das Gelernte wird dich bei der Erschaffung deines neuen Ichs unterstützen.
Für mich persönlich gibt es keine Fehler, sondern nur Wegweiser. Wenn wir uns für unsere Fehler verurteilen, lösen wir negative Gefühle aus, die unseren analytischen Blick auf die Situation blockieren. Anstatt dich also zu verurteilen und deine Selbstliebe und dein Selbstvertrauen mit negativen Selbstgesprächen zu schwächen, solltest du lieber wie folgt vorgehen:

ÜBUNG

Nimm dir einen Moment Zeit für dich, schnapp dir einen Stift und ein Blatt Papier und beantworte folgende Fragen:

1. Was war der Auslöser für dein Verhalten?

____

2. Gab es einen Reiz von außen, der dich dazu verleitet hat, so zu reagieren?

____

3. Welches Gefühl ist mit diesem Auslöser verknüpft?

____

4. Was möchte dir dieses Gefühl eigentlich sagen?

____

Versetz dich jetzt noch einmal mit all deinen Sinnen in dein neues Ich und beantworte folgende Fragen. Vermeide dabei negative Formulierungen und konzentriere dich ausschließlich auf das, was du stattdessen tun wirst. Also anstatt zum Beispiel zu sagen, »Ich werde keine Schokolade mehr essen«, schreibe auf, was du stattdessen tun wirst.

1. Wie wird sich dein neues Ich in Zukunft in dieser Situation verhalten?

____

2. Welche Entscheidungen trifft dein neues Ich in Zukunft in ähnlichen Situationen?

____

3. Was fühlt und denkt dein neues Ich in Zukunft über Auslöser dieser Art?

____

4. Wie geht dieser Mensch mit den gleichen Auslösern in Zukunft um?

Begebe dich nun an einen ruhigen Ort, an dem du ungestört ein paar Minuten entspannen kannst. Schließe die Augen, atme tief durch und komme im gegenwärtigen Augenblick an. Lass im Geiste noch einmal besagte Situation Revue passieren. Diesmal tritt jedoch dein neues Ich an und denkt, fühlt und handelt so, wie du es dir im letzten Schritt ausgemalt hast. Wiederhole den Ablauf mindestens fünfmal.

Denk immer daran: Dein Gehirn kann zwischen Vorstellung und Realität nicht unterscheiden. Diese Form der Visualisierung unterstützt dich dabei, ähnliche Situationen in Zukunft besser zu meistern.

Affirmationen für dein neues Ich

Nun möchte ich dein mentales Fitnessstudio gern um eine weitere Methode erweitern. Die Affirmation ist eine der mächtigsten Techniken des Mentaltrainings und beweist ihre positive Wirkung schon seit Anfang des 20. Jahrhunderts. Positive Affirmationen sind ein Werkzeug aus der Autosuggestion und diese stammt von einem Zeitgenossen von Sigmund Freud, dem französischen Apotheker und Autor Emil Coue. Der Apotheker fand heraus, dass die Wirkung der Medikamente, die er seinen Kunden verkaufte, davon abhing, mit welchen Worten er diese überreichte. Wenn er seinen Kunden das Medikament mit dem Satz »Mit diesem Medikament werden Sie sicher ganz schnell gesund« mit auf den Weg gab, wirkte die Arznei besser als wenn er keinen Kommentar oder sogar Zweifel an der Wirkweise von sich gab.
Daraus schlussfolgerte Emil Coue, dass jeder Mensch in der Lage ist, sein Wohlbefinden durch positive Glaubenssätze zu steigern und so war die Autosuggestion geboren. Autosuggestion bedeutet auf griechisch-lateinisch Selbstbeeinflussung und steht für den Prozess, in dem eine Person

ihr Unbewusstes trainiert, an etwas zu glauben. Dies kann durch Selbsthypnose oder wiederholte Selbst-Affirmationen erreicht werden. Man könnte es auch als eine selbstinduzierte Beeinflussung der Psyche betrachten. Positive Affirmationen sind selbstbejahende, klare, positiv formulierte Sätze. Laut oder leise wiederholt ausgesprochen, dienen sie dazu, dein Unterbewusstsein mit neuen positiven Informationen zu versorgen. Es sind sozusagen kurze Glaubenssätze, die dich dabei unterstützen, eine optimistischere Lebenseinstellung zu entwickeln.

Optimismus ist nicht angeboren, sondern eine aktive Handlung, die erlernt werden kann. Genauso wie Pessimismus ist Optimismus das Resultat von jahrelangem Training. Pessimistische Menschen haben es sich zur Gewohnheit gemacht, den Fokus ihrer Aufmerksamkeit auf die negativen Aspekte ihres Lebens zu richten. Die selektive Wahrnehmung ist darauf programmiert, die schlechten Seiten des Lebens hervorzuheben, während die guten Seiten zum größten Teil ausgeblendet werden. Diese Gewohnheit löst kontinuierlich unangenehme Gefühle aus, welche zu schlechten Entscheidungen führen, die das negative Bild von der Welt wiederum bestätigen.

Erinnerst du dich an Daniel und Stefan? Ihre Geschichte veranschaulicht sehr gut den Unterschied zwischen Optimismus und Pessimismus. Während Daniel mit seiner optimistischen Lebenseinstellung ein entspanntes und glückliches Leben führt, steht Stefan bei gleicher beruflicher und familiärer Belastung kurz vor dem Burn-out.

Das Ganze lässt sich auch mit dem Gesetz der Anziehung erklären: Gleiches zieht Gleiches an. Durch den Fokus auf das Negative schwingen wir auf einer niedrigen Frequenz, folglich können wir auch nur auf dieser Frequenz empfangen. Optimisten tun hingegen genau das Gegenteil. Sie konzentrieren sich auf die positiven Aspekte des Lebens und vermehren damit ihr Glück. Sie sind jedoch nicht einfach als Optimisten geboren, sondern haben es sich zur Gewohnheit gemacht, optimistisch zu denken. Eine optimistische Denkweise ist eine Gewohnheit wie jede andere und kann von jedem Menschen erlernt werden.

Und genau darauf konzentriert sich Teil 3 dieses Buches. Sowohl die Visualisierungsübung, die Arbeit mit positiven Affirmationen als auch die Dankbarkeitspraxis, die wir im nächsten Abschnitt besprechen werden, dienen dazu, eine optimistischere Lebenseinstellung zu trainieren, um sie langfristig zu einer automatisierten Gewohnheit zu machen.

Wie du bereits erfahren hast, denken wir Menschen ca. 60.000 Gedanken am Tag. Ein Großteil dieser Gedanken ist leider negativ und löst dementsprechend negative Gefühle in uns aus. Das Wiederholen von positiven Affirmationen bewirkt, dass du aktiv positive Gedanken denkst und somit deine Gefühle positiv beeinflusst. Studien konnten mit Hilfe von Magnetresonanztomographie feststellen, dass positive Affirmationen das Belohnungszentrum und den Bereich für Selbstreflexion verstärkt aktivieren. Gerade am Morgen und am Abend hat sich das Aufsagen von positiven Affirmationen als besonders effektiv erwiesen. In der Phase direkt nach dem Aufwachen und kurz vor dem Einschlafen ist unser Unterbewusstsein besonders empfänglich, da wir uns auf natürliche Weise in einem Theta-Zustand befinden. Deshalb ist es für unser persönliches Wohlergehen auch besonders bedenklich, wenn wir unser Gehirn in dieser Zeit mit Problemen, schlechten Nachrichten oder Selbstzweifeln füttern.

Das Surfen auf Social Media ist in diesen Phasen zum Beispiel besonders toxisch. Wenn du gleich nach dem Aufstehen oder kurz vor dem Einschlafen über deinen Instagram Feed scrollst, dich mit anderen vergleichst und dabei feststellst, dass du nicht so schlank, nicht so reich, nicht so bereist oder nicht so modisch bist wie die »erfolgreichen« Influencer in deinem Feed, dann löst das logischerweise Selbstzweifel in dir aus. In besagtem Theta-Zustand gelangen Selbstzweifel noch schneller als sonst in dein Unterbewusstsein und verankern sich dort als negative Überzeugung über dich selbst.

Auch das Checken von E-Mails würde ich dir zu diesen Zeiten nicht empfehlen, denn auch Stress gelangt in dieser Phase auf direktem Weg in dein Unterbewusstsein, von wo es sein Unwesen unbemerkt weitertreiben kann.

Die Zugänglichkeit zu deinem Unterbewusstsein im Theta-Bereich solltest du dir stattdessen zunutze machen, indem du dein Unterbewusstsein kurz vor dem Einschlafen und kurz nach dem Aufwachen mit positiven, bestärkenden Affirmationen fütterst. Hier kannst du entweder selbst kreativ werden und Affirmationen formulieren, die du dann kurz vor dem Einschlafen und kurz nach dem Aufstehen laut wiederholst. Damit dein Unterbewusstsein diese Affirmation bestmöglich verarbeiten kann, solltest du ein paar Punkte bei der Formulierung beachten.

Wie du bereits bei der Zielsetzung (sh. S. 173) erfahren hast, versteht dein Unterbewusstsein keine Verneinung, aus diesem Grund sollten auch deine Affirmationen positiv formuliert sein. Außerdem sollten sie kurz und knackig sein, denn zu lange Formulierungen verwirren dein Unterbewusstsein nur. Zu guter Letzt solltest du darauf achten, dass du die Affirmationen so formulierst, dass sie dich emotional berühren. Denn Affirmationen können ihre Magie erst dann entfalten, wenn du sie wirklich fühlst. Je emotionaler eine Affirmation für dich ist, desto intensiver ist ihre Wirkung. Wenn du merkst, dass du die Affirmation gerade noch nicht wirklich fühlen kannst, dann setze vor die Affirmation »Mit jedem Tag« oder »Schritt für Schritt«. So kommst du deinen Affirmationen schrittweise näher. Beispiel: Statt »Ich liebe und akzeptiere mich so, wie ich bin.« → »Jeden Tag liebe und akzeptiere ich mich ein bisschen mehr.«

Alternativ kannst du sehr gern auf die Audio-Affirmationen zugreifen, die ich dir hier zur Verfügung stelle. In diesen Audios spreche ich dir Affirmationen vor, die du während des Anhörens laut wiederholen solltest. Die Audio-Affirmation für den Morgen ist mit einem kraftvollen Beat hinterlegt, der dich zusätzlich zu den positiven Affirmationen, motivieren soll, energiegeladen in den Tag zu starten. Die Audio-Affirmation für den Abend wird von Entspannungsmusik begleitet, die dich zusätzlich zu den positiven Affirmationen beruhigen und dabei unterstützen soll, die Anspannung des Tages loszulassen.

Damit die Affirmationen sich richtig tief in deinem Unterbewusstsein verankern, solltest du sie so oft wie möglich wiederholen. Ich empfehle dir mindestens eine der beiden Audios einmal am Tag vor dem Schlafengehen oder nach dem Aufwachen anzuwenden. Noch besser ist es natürlich, beide Audios täglich zu wiederholen.

ÜBUNG

Hier findest du deine Audio-Affirmationen für den Morgen und Abend.
https://shinecoaching.de/buecher/deine-gefuehle-wiegen-mehr-als-du-denkst/audiouebungen/
Nutze für den Download bitte das Passwort LSSAÜ2

Dankbarkeitspraxis

> *»Nicht die Glücklichen sind dankbar. Es sind die Dankbaren, die glücklich sind.«*
>
> FRANCIS BACON

Wie bereits erwähnt, ist sowohl eine optimistische als auch eine pessimistische Lebenseinstellung nicht angeboren, sondern bewusst oder unbewusst erlernt. Bevor ich mich intensiv mit Persönlichkeitsentwicklung und positiver Psychologie auseinandersetzte, dachte ich immer, ich sei von Natur aus einfach ein Mensch mit einer positiven Lebenseinstellung. »So bin ich halt«, dachte ich.

BEISPIEL

Bei einem Telefonat mit meiner Mutter vor ein paar Jahren fiel es mir jedoch plötzlich wie Schuppen von den Augen. Ich hatte gerade eine Absage für meine Traumwohnung erhalten und rief enttäuscht meine Mutter an. Meine Mutter sagte nur: »Ach Kind, du weißt doch, alles passiert immer für dich, es wartet irgendwo noch eine viel bessere Wohnung auf dich.« Das war der Moment, in dem ich plötzlich begriff, woher ich meinen Optimismus hatte. Plötzlich kamen unzählige Erinnerungen zum Vorschein, in denen meine Mutter mit mir gemeinsam brainstormte, für was ein vermeintliches Unglück gut sein könnte. Immer, wenn sich in meinem Leben ein Problem auftat und ich mit meiner Mutter darüber sprach, suchten wir gemeinsam nach Ideen, was ich aus diesem Problem lernen könnte, was mir durch dieses Problem vielleicht anderweitig erspart blieb, oder was in diesem Moment noch Schlimmeres hätte passieren können. Somit lag der Fokus nie auf dem Problem, sondern darauf, welches Glück in diesem vermeintlichen Unglück eventuell verborgen lag.

> *»Wer sucht, der findet.«*
>
> AUS DER BIBEL

Egal, was du suchst, du wirst es immer finden. Wenn du Begründungen suchst, warum dir immer nur Schlechtes passiert, wirst du genauso plausible Antworten darauf finden, wie wenn du dich fragst, was an der Situation gut sein könnte.

ÜBUNG

Wenn sich jemand bei einem Autounfall zum Beispiel das Bein bricht, kann er oder sie sich verschiedene Fragen stellen, die zu unterschiedlichen Antworten und folglich zu abweichenden Gefühlen führen.

Variante 1: Warum bin ich so ein Pechvogel?
Antwort → Weil das Leben unfair ist und es auf dich abgesehen hat!
Gefühl → negativ

Variante 2: Was hätte Schlimmeres passieren können?
Antwort → Ich hätte querschnittgelähmt sein können.
Gefühl → erleichtert

Variante 3: Was kann ich daraus lernen?
Antwort → Ich sollte nicht übermüdet Autofahren.
Gefühl → klüger

Variante 4: Was ist daran gut?
Antwort → Durch das gebrochene Bein muss ich nun einen Gang runterschalten und das wollte ich sowieso schon lange tun.
Gefühl → dankbar

Wenn du diese Fragen und ihren Einfluss auf das persönliche Gefühlserleben betrachtest, erkennst du wahrscheinlich, welche Auswirkungen sie auf unsere Lebensqualität haben. In diesem Sinne gibt es keine Menschen, die mehr Glück haben als andere, sondern einfach nur Menschen, die mehr Glück wahrnehmen als andere. Denn es sind nicht die äußeren Umstände, die uns glücklich oder unglücklich machen, sondern unsere Gefühle. Die Qualität unserer Gefühle bestimmt am Ende über die Qualität unseres Lebens. Während wir auf äußere Umstände keinen Einfluss haben, haben wir über unsere Gedanken jedoch

immer Einfluss auf unsere Gefühle. Einzig und allein die Art und Weise wie wir die Geschehnisse im Außen bewerten, entscheidet über unseren Gefühlszustand.
Ein gutes Beispiel dafür, dass Glück nicht von äußeren Umständen abhängt, sondern von unseren Bewertungen und daraus entstehenden Gefühlen, habe ich im ersten Kapitel am Beispiel von Whitney Housten veranschaulicht. Aus diesem Grund lohnt es sich so, sehr fleißig an dieser inneren Einstellung zu arbeiten. Gerade wenn man nicht geübt darin ist, das Positive in den Fokus zu stellen, kann es am Anfang schwerfallen, etwas Positives zu entdecken. Doch umso öfter du übst, desto leichter und selbstverständlicher wird es dir mit der Zeit fallen.
Selbst in den schlimmsten Schicksalsschlägen lässt sich mit genügend Training etwas Positives entdecken. Als mein Vater im Alter von 54 Jahren plötzlich von heute auf morgen verstarb, fragte ich mich auch lange Zeit, was zur Hölle daran gut sein sollte. Einen Menschen, den man liebt, zu verlieren, ist grausam und das Schlimmste Gefühl, was ich bisher in meinem Leben kennenlernen musste. Es ist menschlich, dass wir bei schweren Schicksalsschlägen nicht sofort etwas Gutes darin erkennen können. Zunächst sind wir mit unserer berechtigten Trauer, unserer Enttäuschung oder unseren Ängsten beschäftigt. Trauer ist ein natürlicher und extrem wichtiger Prozess für die Verarbeitung und sollte niemals verdrängt werden.
Während die Welt für uns in solchen Momenten stehenbleibt, dreht sie sich im Außen jedoch trotzdem weiter. Wenn wir wieder glücklich werden möchten, dann sollten wir ab einem gewissen Zeitpunkt auf den Zug des Lebens erneut aufspringen. Was uns dabei helfen kann, ist, selbst in diesen Situationen das Gute zu suchen, anstatt uns vom Leben bestraft und ungerecht behandelt zu fühlen.
Nach dem Tod meines Vaters hatte ich irgendwann eine Erkenntnis, die mir bis heute dabei hilft, mit dem Verlust besser zurechtzukommen. Diese Erkenntnis möchte ich gern mit dir teilen.
Oft wünsche ich mir, dass meine Schwester und ich unsere Erfolge mit meinem Vater teilen könnten. Meine kleine Schwester hat zum Beispiel ein wunderschönes Café am Bodensee eröffnet und ich bin mittlerweile Buchautorin und unterstütze mit meinen Coachings Tausende Menschen auf ihrem Weg in ein unbeschwertes Leben. Darauf bin ich sehr stolz und wünschte mir oft, mein Vater könnte das auch sein. Eines Tages erkann-

te ich jedoch, dass es sozusagen zwei verschiedene Leben gibt. Einmal das Leben mit meinem Vater und einmal das Leben ohne meinen Vater. Das Leben mit meinem Vater gibt es seit seinem Tod nicht mehr. Das Leben ohne meinen Vater ist das Leben, das ich heute führe, welches mit meinem Vater nicht in derselben Form existieren würde. Der Tod und all die Erfahrungen drum herum, haben mich und meine Schwester sehr geprägt. Sie haben uns stark gemacht und uns über uns selbst hinauswachsen lassen. Sie haben uns gelehrt, wie endlich das Leben ist und wie wichtig es ist, jede Minute, die uns bleibt, zu genießen.

Mit dem Tod meines Vaters waren meine Schwester und ich plötzlich Geschäftsführerinnen eines mittelständischen Unternehmens und hatten von einen Tag auf den anderen die Verantwortung für das Leben von über 50 Mitarbeitern. Eine unvorstellbare Überforderung für meine damals 19-jährige Schwester und mich. Als ältere Schwester, die zumindest einen betriebswirtschaftlichen Background besaß, habe ich damals meiner kleinen Schwester die Verantwortung abgenommen und mich zum größten Teil ganz allein um alles gekümmert. Erschwerend hinzu kam, dass ich damals in meinem Traumjob gerade eine Beförderung erhalten hatte und diesen Job nicht aufgeben wollte. Aus diesem Grund entschied ich mich seinerzeit fatalerweise dazu, alles auf einmal auf mich zu nehmen.

Wie du dir vielleicht vorstellen kannst, war das eine sehr schwere Zeit in meinem Leben, in der ich mich oft sehr einsam und allein gefühlt habe. Ich musste unglaublich viel in sehr kurzer Zeit lernen, stand unter unfassbar großem Druck. Die Verantwortung für die vielen Mitarbeiter und die Trauer über den Verlust meines Vaters erschlugen mich regelmäßig. Auf der anderen Seite mein eigentlicher Job, in dem ich durch die Beförderung auch viel Neues lernen musste und den Erwartungen meines Arbeitgebers gerecht werden wollte. All das war eine zu große Last auf meinen Schultern, die sich schlussendlich in Form von psychosomatischen Gelenkschmerzen äußerte. Dass diese Beschwerden psychosomatischer Natur waren, war mir zu dieser Zeit jedoch lange nicht bewusst. Damals rannte ich von Arzt zu Arzt, auf der Suche nach einer »Pille«, die mich von meinen Schmerzen befreite. Diese fand ich jedoch nicht. Erst als ich aufgrund eines Coachings eine Entscheidung bezüglich meiner Zukunft fällte, hörten die Schmerzen so plötzlich auf wie sie gekommen waren.

Die Erkenntnis aus all diesen Erfahrungen, die ich heute mit dir teilen möchte, ist, dass ich irgendwann einmal realisierte, dass ich ohne den Tod meines Vaters sehr wahrscheinlich niemals Coach geworden wäre, und es dementsprechend auch keine Bücher oder Programme von mir gäbe. Denn all das, was ich heute mache, ist aus den Erfahrungen entstanden, die ich aufgrund des Todes gemacht habe. Ich habe zu dieser Zeit nicht nur viel über betriebswirtschaftliche Dinge gelernt, sondern vor allem über mich selbst. Meine Mutter und meine Schwester haben damals immer zu mir gesagt: »Was du da leistest, könnten wir nie!« Das ist jedoch ein Trugschluss. Wenn sie gemusst hätten, hätten sie das genauso gekonnt wie ich. Dadurch, dass ich jedoch die Verantwortung übernommen habe, mussten sie nicht aktiv werden.
Aus dieser Zeit habe ich gelernt, zu was ich fähig sein kann, wenn mir nichts anderes übrigbleibt. Daraus habe ich für mich geschlussfolgert, dass diese Fähigkeiten zu jeder Zeit in mir liegen mussten, und wenn ich diese Fähigkeiten in Notsituationen abrufen konnte, musste ich sie auch abrufen können, um mir meine Träume zu erfüllen. Aus dieser Erkenntnis ist ein positiver Glaubenssatz entstanden, der mein Selbstvertrauen unglaublich gestärkt hat, und der für die Gründung meines Coachingunternehmens »Shine« verantwortlich ist.
Natürlich würde ich »Shine Coaching« jederzeit für das Leben meines Vaters eintauschen, keine Frage. Trotzdem möchte ich dankbar dafür sein, was diese Erfahrung aus mir und meinem Leben gemacht hat. Auch wenn es sich vielleicht im ersten Augenblick hart anhört, liebe ich auch das Leben ohne meinen Vater. Natürlich wäre es mir in jeder Sekunde lieber, er wäre noch bei uns, das ändert aber nichts daran, dass ich heute trotzdem glücklich bin. Zum Glück! Ich bin sehr dankbar dafür, dass ich damals nicht aufgegeben habe und daran gearbeitet habe, diesen Schicksalsschlag zu akzeptieren und das Beste daraus zu machen.
Wir können also nicht ändern, was uns im Leben von außen zustößt, aber wir können immer entscheiden, wie wir damit umgehen. Die Schrauben für unser Glück sind niemals festgedreht. Das Leben verändert sich täglich und wir verändern uns täglich und müssen aus diesem Grund unsere Glücksschrauben stetig nachjustieren.
Anhand dieser zugegebenermaßen sehr persönlichen Einblicke in eine sehr schwere Zeit in meinem Leben möchte ich dir aufzeigen, dass du wirklich in jeder Erfahrung etwas Positives finden kannst, vorausge-

setzt, du suchst danach. Die größte Herausforderung im Leben ist es, an schlechten Tagen genauso positiv zu denken wie an Guten. Was uns bei der Bewältigung dieser Herausforderung hilft, ist es, unsere positive Einstellung in alltäglichen Situationen so weit zu trainieren und zu festigen, dass sie uns in wirklich schlechten Zeiten nicht mehr so leicht abhandenkommt.

Eine sehr effektive und leicht umsetzbare Methode, um eine positive Lebenseinstellung zu trainieren, ist das Führen eines Dankbarkeitstagebuchs. Gerne möchte ich dir ein paar Fragen mit auf den Weg geben, über die du am besten täglich schriftlich kurz reflektieren solltest. Mit jedem Tag, an dem du diese Fragen beantwortest, verbessert sich deine Lebensqualität. Hierbei handelt es sich nicht um Zauberei, sondern einfach um eine logische Konsequenz, denn die Beantwortung der Fragen bewirkt, dass du die Fülle, die bereits in deinem Leben herrscht, vermehrt wahrnimmst, während du den Mangel immer mehr aus den Augen verlierst. Je mehr du dich auf das Positive konzentrierst, desto besser fühlst du dich. Je besser du dich fühlst, desto bessere Entscheidungen fällst du.

Auch was das Essen betrifft, wirst du vermehrt in deinem besten Sinne handeln, denn je besser du dich fühlst, desto weniger Grund hast du, deinen Kummer und deine Sorgen mit dem Essen zu kompensieren. Daraus entsteht ein Engelskreis, denn je weniger du mit dem Essen kompensierst, desto mehr befindest du dich in deiner Mitte und im Einklang mit dir selbst, was wiederum deine Lebensqualität stark verbessert.

Das Führen des Dankbarkeitstagebuchs wird dich dabei unterstützen, deine Balance im Alltag nicht zu verlieren. Sobald du dich im Alltag zufrieden, wohl und glücklich fühlst, wirst du auch mit unerwartet schwierigen Umständen von außen besser umgehen können beziehungsweise dich schneller von ihnen erholen.

Für die schriftliche Beantwortung der folgenden Fragen solltest du dir im besten Fall täglich ein paar Minuten Zeit nehmen:

Am Morgen:
Für was bist du deinem Körper heute dankbar?

Was gefällt dir heute an deinem Erscheinungsbild?

Welche neue identitätsbasierte Gewohnheit möchtest du heute ausführen?

Wenn du deine beste Freundin / dein bester Freund wärst, welche bestärkenden Worte würdest du dir heute mit in den Tag geben?

Am Abend:
Welche neuen Gewohnheiten hast du heute ausgeführt?

Welche alten Gewohnheiten hast du heute weggelassen?

Welche Schwierigkeiten lagen heute auf dem Weg?

Wie könntest du in Zukunft mit ähnlichen Schwierigkeiten konstruktiv umgehen?

Was wäre noch viel schlimmer gewesen?

Wozu war das Hindernis vielleicht gut?

Wie fühlst du dich heute? Benenne das vorherrschende Gefühl des Tages.

Welche Botschaft könnte dieses Gefühl haben?

Wie könntest du der Botschaft dieses Gefühls morgen ein Stückchen mehr nachgehen?

Für was möchtest du dir heute danken?

Gerne kannst du dir die Fragen in ein schönes Notizbuch übertragen und deine Gedanken dort täglich erfassen. Alternativ kannst du meine »Daily Shine App« nutzen, um dort deine Gedanken täglich zu trainieren. Die App beinhaltet zusätzliche Anregungen, Affirmationen und Meditationen.

Viel wichtiger als wo du diese Gedanken erfasst, ist, wie du diese Gedanken erfasst. Verbinde dich bei der Beantwortung der Fragen stets mit deinem Herzen, sehe dich mit den Augen einer Freundin oder eines Freundes die/der sich nur das Beste für dich wünscht.
Wichtig: Auch wenn ich dir ans Herz lege, das Tagebuch täglich zu führen, gehe ich davon aus, dass es Tage geben wird, an denen du dir nicht die Zeit für die Beantwortung der Fragen nehmen wirst. Das macht dich jedoch nicht zu einem undisziplinierten »Versager«, sondern zu einem ganz normalen Menschen.
Anstatt dich dafür zu verurteilen und Tage und Wochen lang ein schlechtes Gewissen mit dir herumzutragen und dir jeden Tag vorzunehmen, wieder zu beginnen, um es dann doch nicht zu tun, spar dir lieber die Energie und gönne dir eine bewusste Auszeit. Mit bewusst meine ich, dass diese Auszeit nicht von einem schlechten Gewissen begleitet wird, sondern dass du dir diese Zeit ganz offiziell zugestehst. Sage dir beispielsweise: »Okay, gerade läuft es nicht. Ich genieße jetzt eine oder zwei Wochen des Nichtstuns und vertraue darauf, dass ich diese Zeit gerade brauche, um am Datum X wieder motiviert durchzustarten.«
Das Tagebuch wirkt nicht nur, wenn du es lückenlos führst, sondern mit jedem Eintrag, den du tätigst, tust du dir selbst etwas Gutes, egal, wie viele Tage dazwischenliegen. Das Einzige, was du hier und in allen anderen Lebensbereichen falsch machen kannst, ist in ein Schwarz-Weiß-Denken zu verfallen. Erfolg ist kein Ziel, das es zu erreichen gilt! Erfolg hat derjenige, der versteht, dass der Weg das Ziel ist. Erfolgreich sind wir, sobald wir ein System zur Verbesserung ausarbeiten, das wir kontinuierlich weiterentwickeln. Ein System, dass aus ganz vielen kleinen Verbesserungen besteht. Ein Backstein allein bietet uns noch lange kein Dach über dem Kopf. Das Aufeinanderlegen von vielen Backsteinen bildet jedoch irgendwann das Fundament für ein Haus. Auch ein Euro macht niemanden reich, erst durch die Ansammlung von vielen weiteren Euros entsteht Reichtum.
Das Gleiche gilt für Veränderung. Eine kleine Veränderung hat keinen großen Einfluss auf dein Leben. Aber was, wenn du hier und da noch eine Veränderung vornimmst? Und noch eine? Und noch eine? Irgendwann wirst du feststellen, dass diese vermeintlich kleinen Veränderungen dein Leben gewandelt haben.
Im ersten Moment erscheinen kleine Verbesserungen oft irrelevant, weil sie gegen das »Gewicht des Problems« nicht ankommen. Wenn du je-

doch offenbleibst und kontinuierlich an deinen Denk-, Fühl- und Verhaltensgewohnheiten arbeitest, gerät die Waage irgendwann ins Wanken. Jede noch so kleine Veränderung kannst du dir wie ein Sandkorn vorstellen, dass du auf die positive Seite der Waage legen darfst, und du wirst sehen, irgendwann neigt die Waage sich in die Richtung deines neuen Ichs.
Mit diesen Worten möchte ich mich gerne von dir verabschieden und mich aus tiefstem Herzen für dein Vertrauen bedanken. Danke, dass du bis hierher gelesen hast, und mir damit die Möglichkeit gegeben hast, dir Gedanken und Methoden mit auf den Weg zu geben, die nicht nur das Leben unzähliger Klienten, sondern auch mein Leben positiv beeinflusst haben. Danke für deinen Fleiß, deinen Mut, für deine Offenheit, deine Neugier und einfach dafür, dass du du bist. Denn nur weil du du bist, und ich ich bin, haben wir zueinandergefunden und unsere Lebenswege damit gegenseitig bereichert.
Ich hoffe sehr, dass das Wissen und die gewonnenen Erkenntnisse aus diesem Buch dazu geführt haben, dass du dich selbst wieder in einem liebevollen, kraftvollen Licht sehen kannst, denn umso liebevoller du dich selbst siehst, desto einfacher kannst du das Leben erschaffen, das du Leben möchtest. Du bist ein wundervoller Mensch und hast es verdient, glücklich, frei und unbeschwert zu sein.
Ich würde mich freuen, wenn ich dich durch meinen wöchentlichen kostenfreien Podcast oder meine tägliche Post auf Instagram regelmäßig daran erinnern darf.

Instagram
@julia_shinecoaching

Podcast
shinecoaching.de

Spotify

Itunes

Solltest du trotz der vorgestellten Methoden noch Schwierigkeiten haben, das Gelernte umzusetzen, heißt das nicht, dass du gescheitert bist. Es bedeutet lediglich, dass du eventuell für einen gewissen Zeitraum noch etwas intensivere Unterstützung benötigst. Und auch das wäre kein Beinbruch. Wir müssen im Leben nicht immer alles allein schaffen. Wir können so viel voneinander lernen und gegenseitig von unseren Stärken profitieren. Ich bin Coach und lasse mich trotzdem selbst coachen, weil natürlich auch ich meine blinden Flecke habe. Und wenn ich ein Problem mit meinem Abfluss habe und allein nicht weiterkomme, rufe ich den Klempner an. Ich lasse mir dort helfen, wo ich Hilfe benötige, und nutze die freigewordene Energie lieber dafür, mit meinen Stärken anderen zu helfen. Jeder Mensch hat zu jeder Zeit seine Baustellen im Leben, das Gute ist, dass wir nicht alle dieselben Baustellen haben und uns deshalb gegenseitig unterstützen können.
So wie du mit deinen Stärken, deiner Expertise und deiner Weisheit in deinem Beruf, in der Erziehung, in deinen Freundschaften oder deiner Partnerschaft Menschen weiterhilfst, so dürfen dir Menschen dabei helfen, einen gesunden Umgang mit dem Essen zu erlernen. Hilfe anzunehmen ist kein Zeichen von Schwäche, sondern ein Zeichen von Intelligenz und vor allem von Selbstliebe. Solltest du also spüren, dass dir weitere Unterstützung bei dem Thema guttun könnte, sei es dir selbst wert, Hilfe aufzusuchen. Verhaltenstherapien werden in Deutschland von der Krankenkasse übernommen und stellen eine Möglichkeit der Unterstützung dar. Außerdem gibt es viele weitere tolle Bücher, Podcasts, Workshops, Programme oder Seminare, die du besuchen kannst.
Wenn dir meine Herangehensweise an das Thema gefallen hat und du spürst, dass die Chemie zwischen uns stimmt, kannst du dich gern auf meiner Webseite über mein Online-Coaching-Programm »Lifestyle schlank« (shinecoaching.de) informieren. Meine Mission mit diesem Programm ist es, Menschen dabei zu unterstützen, wieder ein liebevolleres Verhältnis zu ihrem Körper, zu ihrem Essverhalten und vor allem zu sich selbst aufzubauen. Die strukturierte Konzipierung des Programms,

meine intensive persönliche Begleitung und die Möglichkeit, sich mit Gleichgesinnten auszutauschen, sorgen erfahrungsgemäß dafür, dass die Motivation aufrechterhalten bleibt, an den hier vorgestellten Themen weiterzuarbeiten. Das Programm ist so konzipiert, dass du durch den zeitlichen Rahmen, meine intensive persönliche Begleitung und den Austausch mit Gleichgesinnten fortlaufend motiviert bleibst, an den hier vorgestellten Themen zu arbeiten.

Alle Infos über den Ablauf und den nächsten Programmstart erhältst du auf https://shinecoaching.de/online-programm-lifestyle-schlank/.

Auch wenn wir den Weg alle selbst gehen müssen, ist zusammen meistens doch alles einfacher.

Abschließend möchte ich dir noch einen Gedanken von meinem Kindheitsidol Pipi Langstrumpf mit auf den Weg geben:

» *2 x 3 macht 4*

Widdewiddewitt

und drei macht Neune!!

Ich mach' mir die Welt

Widdewidde wie sie mir gefällt … «

Denk immer daran, es gibt nur einen richtigen Weg: deinen eigenen!
Oder wie Maya Angelou es sagen würde:

> *»Wenn du immer versuchst, normal zu sein, wirst du niemals erfahren, wie besonders du bist.«*

It's your time to shine
Deine Julia

Danksagung

Mein erstes Dankeschön gilt dir. Ja, genau dir, die oder der du dieses Buch in Händen hältst. Dass du es dir aus Tausenden von Büchern ausgesucht und deine kostbare Zeit genutzt hast, um ausgerechnet mein Buch zu lesen, erfüllt mich mit Demut und Stolz. Durch deine fleißige Mitarbeit ermöglichst du es mir, meine Mission, Menschen dabei zu unterstützen, Frieden mit sich und ihrem Körper zu schließen, zu leben.

Es gibt für mich nichts Schöneres als in euren Rezensionen, Mails oder Nachrichten bei Instagram zu lesen, dass ihr auf dem Weg zu mehr Selbstliebe ein Stück weitergekommen seid. An alle, die mir Nachrichten schicken, Rezensionen verfassen, hübsche Fotos von meinen Büchern posten, meine Arbeit weiterempfehlen und mich auf meiner Mission unterstützen: Danke, danke, danke!

Ich danke außerdem allen großen Vordenkerinnen und Vordenkern, die mich in meiner Arbeit inspiriert haben.

Danke an meinen Partner Martin, der seit 2003 an jede meiner Ideen (und das waren eine Menge) glaubt und mir damit ein großes Stück Selbstvertrauen schenkt. Du bist mein Soulmate und ich bin unendlich dankbar dafür, dass wir uns so früh gefunden haben und uns trotzdem gegenseitig die Möglichkeit geben, uns selbst immer wieder neu zu erfinden.

Danke Mama, dass du mich zu einem Freigeist und zu einer Optimistin erzogen hast, und ich dank dir mit einem großen Urvertrauen durchs Leben gehen darf, welches mir Projekte wie dieses überhaupt erst ermöglichen. Du warst und bleibst für immer mein großes Vorbild.

Danke an meine kleine bzw. einen Kopf größere, aber acht Jahre jüngere Schwester Viva, dafür, dass du immer so stolz auf mich bist und so unendlich viel positive Energie und gute Laune versprühst. Auch ich bin unendlich stolz auf dich und darauf, dass du das schönste Café mit dem leckersten Essen in Konstanz erschaffen hast!

Danke Papa, dass ich immer das Gefühl habe, dass du Viva, Martin und mir stolz aus dem Himmel zujubelst. Ich vermisse dich unendlich!

Danke an meine Mitarbeiterin Julia für deinen Mut, mich initiativ anzuschreiben und aus dem Job auszubrechen, der dich unglücklich gemacht

hat. Damals noch als Praktikantin hast du dich mit mir in ein ungewisses Abenteuer gestürzt und schau, wo es uns hingeführt hat. Ich bin unendlich froh und dankbar, dass sich unsere Wege gekreuzt haben und ich so eine fleißige, zuverlässige und ehrliche Mitarbeiterin an meiner Seite habe, die mir stets den Rücken freihält.
Ich danke all meinen Klient:innen und Teilnehmer:innen, durch deren Vertrauen und Offenheit ich überhaupt erst so viel Erfahrung sammeln konnte, um ein solches Buch zu schreiben. Danke für all eure klugen Fragen, euer herzerwärmendes Feedback und den außergewöhnlich respektvollen Umgang mit mir und untereinander. Dass ihr nach so vielen enttäuschenden Erfahrungen den Mut und den Willen aufgebracht habt, euer Lebensthema Gewicht noch einmal auf eine andere Art und Weise anzugehen, ist für mich immer wieder die größte Inspiration und Motivation, auch an meinen eigenen Lebensthemen weiterhin zu arbeiten.
Danke an die vielen Teilnehmer:innen, die so mutig waren und ihre Geschichte in meinem Podcast oder auf Instagram geteilt haben, und damit so unglaublich viele Menschen berührt und inspiriert haben.
Danke an all meine Freunde, einfach dafür, dass ihr so inspirierende, kluge, besondere Menschen und immer für mich das seid, wenn ich euch brauche.
Danke, lieber Stiebner Verlag, dass Sie anstatt auf Praxistipps und schnelle Umsetzung auf ehrliche und gehaltvolle Bücher setzen, und damit den Menschen Wissen zur Verfügung stellen, das sie als Hilfe zur Selbsthilfe anwenden können.

Vita

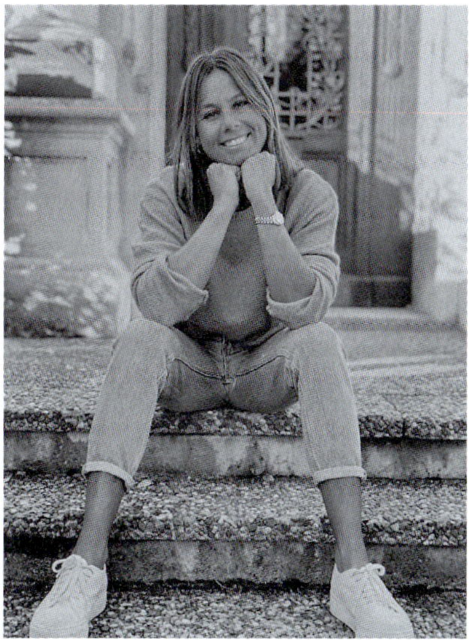

Julia Sahm, ist Life-Coach, Heilpraktikerin für Psychotherapie, Autorin, Podcasterin und Entwicklerin des erfolgreichen Coaching-Programms »Lifestyle schlank«. Ihr Programm setzt am Kern von Übergewicht an, anstatt mit Diäten immer nur dessen Symptome zu bekämpfen. Mit ihrem ersten Buch »Lifestyle schlank«, dem gleichnamigen Podcast und ihrem erfolgreichen »Lifestyle schlank« Online-Coaching-Programm hat sie bereits Tausenden von Menschen geholfen, ein liebevolleres und entspannteres Verhältnis zu ihrem Körper, ihrem Essverhalten und vor allem zu sich selbst aufzubauen.

Quellenangaben

[1] 118 James Olds und Peter Milner »Positive Reinforcement Produced by Electrical Stimulation of Septal Area and Other Regions of Rat Brain«, Journal of Comparative and Physiological Psychology 47, Nr. 6 (1954), doi:10.1037/h0058775

Literaturverzeichnis

Christopher N. Cascio, Matthew Brook O'Donnell, Francis J. Tinney, Matthew D. Lieberman, Shelley E. Taylor, Victor J. Strecher, Emily B. Falk, 2015, Self-affirmation activates brain systems associated with self-related processing and reward and is reinforced by future orientation, online verfügbar unter: https://www.ncbi.nlm.nih.gov/pmc/articles/PMC4814782/

Ethan Watters, 2006, DNA Is Not Destiny: The New Science of Epigenetics Discoveries in epigenetics are rewriting the rules of disease, heredity, and identity. Science for the Curios Discover, online verfügbar unter: http://discovermagazine.com/2006/nov/cover

Johnston, B.C., Kanters, S., Bandayrel, K., Wu, P., Naji, F., Siemieniuk, R.A., Ball, G.D.C., Busse, J.W., Thorlund, K., Guyatt, G., Jansen, J.P. & Mills, E.J. 2014, Comparison of Weight Loss Among Named Diet Programs in Overweight and Obese Adults A Meta-analysis. Journal of the American Medical Association. 923-935.

Bartra O., McGuire J.T., Kable J.W., 2013, The valuation system: a coordinate-based meta-analysis of {BOLD} fMRI experiments examining neural correlates of subjective value. *NeuroImage*, 76, 412–27.

Benoit R.G., Gilbert S.J., Burgess P.W., 2011, A neural mechanism mediating the impact of episodic prospection on farsighted decisions, *The Journal of Neuroscience*, 31(18), 6771–9.

Cohen G.L., Garcia J., Purdie-Vaughns V., Apfel N., Brzustoski P., 2009, Recursive processes in self-affirmation: intervening to close the minority achievement gap, *Science*, 324(5925), 400–3.

Livingstone, K. M., et al.2017, FTO genotype and weight loss: systematic review and meta-analysis of 9563 individual participant data from eight randomised controlled trials. BMJ. online verfügbar unter: http://dx.doi.org/10.1136/bmj.i4707

Melina Claussnitzer, Ph.D., Simon N. Dankel, Ph.D., Kyoung Han Kim, Ph.D., Gerald Quon, Ph.D., Wouter Meuleman, Ph.D., Christine Haugen, M.Sc., Viktoria Glunk, M.Sc., Isabel S. Sousa, M.Sc., Jacqueline L. Beaudry, Ph.D., Vijitha Puviindran, B.Sc., Nezar A. Abdennur, M.Sc.,

Jannel Liu, B.Sc., Per Arne Svensson, Ph.D., Yi Hsiang Hsu, Ph.D., Daniel J. Drucker, M.D., Gunnar Mellgren, M.D., Ph.D., Chi Chung Hui, Ph.D., Hans Hauner, M.D., and Manolis Kellis, Ph.D., 2015, FTO Obesity Variant Circuitry and Adipocyte Browning in Humans, The new england journal of medicine, online verfügbar unter: https://www.nejm.org/doi/pdf/10.1056/NEJMoa1502214

Anthony Robbins, 2004, Grenzenlose Energie das Power Prinzip, Ullstein

Anthony Robbins, 2004, Das Robbins Power Prinzip: Befreie die innere Kraft, Ullstein

Richard Bandler, 2014, Leitfaden zu persönlicher Veränderung, Bookmark NLP

Charles Duhigg und Thorsten Schmidt, 2013, Die Macht der Gewohnheit: Warum wir tun, was wir tun, Piper

Roy Baumeister und John Tierney, 2014, Die Macht der Disziplin: Wie wir unseren Willen trainieren können, Goldmann

David Servan-Schreiber, 2006, Die neue Medizin der Emotionen, Goldmann

Dr. Joe Dispenza, 2012, Ein neues Ich, Wie Sie Ihre gewohnte Persönlichkeit in vier Wochen wandeln können, Koha

Dr. Joe Dispenza, 2014, Du bist das Placebo – Bewusstsein wird Materie, Koha

Don Miguel Ruiz, 2012, Die vier Versprechen: Ein Weg zur Freiheit und Würde, Allegria

James Clear, 2018, Die 1%-Methode – Minimale Veränderung, maximale Wirkung, Goldmann

Brené Brown, 2012 Verletzlichkeit macht stark – Wie wir unsere Schutzmechanismen aufgeben und innerlich reich werden, Kailash